Jenseits von Zittern:

Die unerwarteten Hilfsmittel, die Sie benötigen, um mit der Parkinson-Krankheit erfolgreich zu sein(German Edition)

Von

Linda J. Scott.

INHALTSVERZEICHNIS

KAPITEL 5 : Die Kraft Ihres Netzwerks: Navigieren in Supportsystemen

KAPITEL 8 : Ausblick: Die Zukunft der Parkinson-Forschung und -Behandlung

KAPITEL 9 : Eine letzte Anmerkung: Über die Grenzen hinaus leben

EINFÜHRUNG

Willkommen, lieber Leser, zu einer Reise, die über das Zittern und die Diagnose hinausgeht und in das Herz der Widerstandsfähigkeit und Ermächtigung angesichts der Parkinson-Krankheit führt. Während wir uns gemeinsam auf diese Erkundung begeben, lade ich Sie ein, Vorurteile hinter sich zu lassen und Ihren Geist für die unerwarteten Werkzeuge und Möglichkeiten zu öffnen, die Sie erwarten.

Auf diesen Seiten werden wir nicht nur Parkinson diskutieren; Wir werden uns über ein gutes Leben, Erfolg und das Finden von Stärke im Angesicht von Herausforderungen unterhalten. Dies ist nicht nur ein Buch; Es ist ein Leitfaden, ein Begleiter und eine Inspirationsquelle für Menschen, die sich in der Parkinson-Landschaft zurechtfinden, und für diejenigen, die sie unterstützen.

Als jemand, der den Weg der Parkinson-Krankheit gegangen ist, verstehe ich die Ängste, Unsicherheiten und Fragen, die diese Reise begleiten können. Mein Ziel ist es, die Erzählung weg vom alleinigen Fokus auf Zittern zu verlagern und in die unzähligen Aspekte der Parkinson-Krankheit einzutauchen – vom Physischen bis zum Emotionalen, von den Mythen bis zur Realität.

Gemeinsam werden wir traditionelle und ergänzende Therapien erforschen, ein starkes Unterstützungsnetzwerk aufbauen und in die vielversprechende Zukunft der Parkinson-Forschung und -Behandlung eintauchen. Dies ist ein Gespräch über das Leben über Grenzen hinaus, das Setzen realistischer Ziele und das Feiern großer und kleiner Siege.

Ganz gleich, ob Sie jemand sind, der an Parkinson leidet, eine Pflegekraft ist oder im Gesundheitswesen tätig ist, ich lade Sie ein, mich bei dieser Erkundung zu begleiten. Lassen Sie uns das Unerwartete meistern und uns gegenseitig die Kraft geben, ein Leben anzunehmen, das weit über die Diagnose hinausgeht.

Weiter zu einer Reise des Verständnisses, der Unterstützung und der unerschütterlichen Überzeugung, dass das Leben mit Parkinson nicht nur beherrschbar, sondern wirklich erfüllend sein kann.

KAPITEL 1

Jenseits des Zitterns: Die vielen Gesichter von Parkinson enthüllen

---

Die Erzählung weg vom Zittern als alleinigem Fokus

Hallo,

Ich freue mich sehr, mit Ihnen auf diese Reise zu gehen und das Leben nach der Parkinson-Krankheit zu erkunden. Ich kenne die Herausforderungen, die diese Erkrankung mit sich bringt, aus erster Hand und es ist mein Ziel, Erkenntnisse zu teilen, die über den allgemein hervorgehobenen Aspekt hinausgehen: Zittern.

Stellen Sie sich Folgendes vor: Parkinson wird oft als eine eindimensionale Geschichte dargestellt, die von den sichtbaren Zittern dominiert wird, die die Erkrankung charakterisieren. In diesem Buch drehen wir diese Erzählung jedoch um. Es ist an der Zeit, unseren Blickwinkel zu erweitern und tiefer in die Vielschichtigkeit der Parkinson-Krankheit einzutauchen.

Als jemand, der die Wendungen der Parkinson-Krankheit gemeistert hat, ist mir klar geworden, dass die alleinige Konzentration auf das Zittern die unzähligen anderen Aspekte, die diese Reise ausmachen, in den Schatten stellen kann. In diesem Buch geht es nicht nur darum, die Wissenschaft hinter Parkinson zu verstehen; Es geht darum, das gesamte Spektrum der Symptome zu erkennen – sowohl die sichtbaren motorischen Herausforderungen als auch die subtilen, aber ebenso wirkungsvollen nichtmotorischen Aspekte.

Auf den folgenden Seiten wagen wir uns in das komplizierte Netz der Parkinson-Krankheit, entwirren die Mythen, erforschen verschiedene Hilfsmittel für das Wohlbefinden und beleuchten vor allem die oft übersehenen Elemente, die Ihnen dabei helfen können, nicht nur damit klarzukommen aber wirklich gedeihen.

Also schnallen Sie sich an für eine Fahrt, die das Erwartete übertrifft. Wir sind dabei, Werkzeuge, Strategien und Perspektiven zu entdecken, die das Leben mit Parkinson neu definieren werden. Ich lade Sie ein, mich bei dieser Erkundung zu begleiten, bei der wir uns nicht nur den Herausforderungen stellen, sondern auch unerwartete Wege für ein erfülltes Leben entdecken.

Lassen Sie uns die Erzählung ändern, unser Verständnis erweitern und uns auf eine Reise begeben, die über Tremors hinausgeht.

Parkinson verstehen: Die Wissenschaft auf verständliche Weise aufschlüsseln

Kommen wir zum Kern der Sache: der Parkinson-Krankheit. Es ist ein Thema, das auf den ersten Blick entmutigend wirken kann, aber keine Angst – ich bin hier, um es auf leicht verständliche Weise aufzuschlüsseln.

Im Kern handelt es sich bei Parkinson um eine neurologische Erkrankung, die die Bewegung beeinträchtigt. Benannt ist es nach Dr. James Parkinson, der die Erkrankung erstmals im Jahr 1817 beschrieb. Parkinson entsteht im Wesentlichen, wenn bestimmte Nervenzellen im Gehirn, insbesondere solche, die Dopamin produzieren, beschädigt werden oder absterben. Dopamin ist nun ein entscheidender Neurotransmitter, der für die Übertragung von Signalen verantwortlich ist, die Bewegungen koordinieren. Wenn diese Dopamin-produzierenden Zellen also ins Stocken geraten, beeinträchtigt dies die Fähigkeit des Gehirns, Bewegungen reibungslos zu regulieren.

Sie fragen sich vielleicht: „Was verursacht diesen Schaden?" Nun, da wird es etwas knifflig. Parkinson gilt als multifaktorielle Erkrankung, das heißt, sie wird durch eine Kombination aus genetischen, umweltbedingten und möglicherweise sogar Lebensstilfaktoren beeinflusst.

Während Forscher bestimmte genetische Mutationen im Zusammenhang mit Parkinson identifiziert haben, geht man davon aus, dass die Mehrzahl der Fälle sporadisch auftritt und kein eindeutiger genetischer Zusammenhang besteht.

Lassen Sie uns nun über die charakteristischen Symptome von Parkinson sprechen. Die meisten Menschen kennen die motorischen Symptome wie Zittern, Steifheit, Bradykinesie (Verlangsamung der Bewegung) und Haltungsinstabilität. Dies sind oft die verräterischen Anzeichen, die zu einer Diagnose führen. Allerdings ist Parkinson mehr als nur eine Bewegungsstörung – sie kann sich auch mit einer Vielzahl nichtmotorischer Symptome äußern. Dazu können kognitive

Veränderungen, Stimmungsstörungen, Schlafstörungen und sogar Magen-Darm-Probleme gehören.

Die Diagnose von Parkinson ist nicht immer einfach. Dazu gehören in der Regel eine gründliche Anamnese, eine umfassende körperliche Untersuchung und manchmal auch zusätzliche Tests, wie z. B. eine Bildgebung des Gehirns oder spezielle Bewegungsbeurteilungen. Frühe Anzeichen von Parkinson können subtil sein und leicht übersehen werden. Deshalb ist es wichtig, einen Arzt aufzusuchen, wenn Sie besorgniserregende Symptome bemerken.

Kurz gesagt handelt es sich bei Parkinson um eine komplexe neurologische Erkrankung, die durch eine Störung der Fähigkeit des Gehirns zur Bewegungskontrolle gekennzeichnet ist, die auf den Verlust dopaminproduzierender Zellen zurückzuführen ist. Während die genaue Ursache weiterhin unklar ist, lüften Forscher weiterhin die Geheimnisse der Parkinson-Krankheit in der Hoffnung, wirksamere Behandlungsmethoden zu entwickeln und letztendlich ein Heilmittel zu finden.

DIE VERSCHIEDENEN STADIEN DER PARKINSON-KRANKHEIT VERSTEHEN

Die Parkinson-Krankheit (PD) manifestiert sich bei jedem Menschen individuell. Möglicherweise treten nicht alle Symptome auf, und wenn doch, können Reihenfolge und Intensität stark variieren.

Das Verständnis der typischen Stadien der Parkinson-Krankheit kann wertvolle Hinweise zur Bewältigung des Verlaufs geben. Während bei einigen Personen diese Stadien im Laufe von zwei Jahrzehnten oder länger auftreten können, kann es bei anderen zu einem schnelleren Fortschreiten der Krankheit kommen.

Die Vorhersage des Verlaufs der Parkinson-Krankheit ist eine Herausforderung. Nach der Diagnose sprechen viele Menschen gut auf Medikamente wie Levodopa an. Diese positive Reaktion kann sich über mehrere Jahre erstrecken, die Dauer ist jedoch bei jeder Person unterschiedlich.

Doch mit fortschreitender Parkinson-Krankheit werden häufig Anpassungen der Levodopa-Dosierungen notwendig, was eine Zusammenarbeit zwischen dem Einzelnen und seinem Gesundheitsdienstleister erfordert. Während dieser Phase können neue oder sich verschlimmernde Bewegungssymptome auftreten, einschließlich

Levodopa-induzierter Dyskinesie, Schluckbeschwerden, Einfrieren des Gangs, Stürzen und Gleichgewichtsstörungen.

Bei Personen, bei denen eine Parkinson-Krankheit mit frühem Beginn diagnostiziert wurde, besteht ein höheres Risiko für Levodopa-induzierte Dyskinesie und motorische Schwankungen, während bei älteren Personen möglicherweise mehr kognitive Veränderungen und Bewegungslosigkeitssymptome auftreten.

Motorische Schwankungen treten typischerweise fünf bis zehn Jahre nach der Diagnose auf, während sich eine Haltungsinstabilität, die zu Gleichgewichtsstörungen und Stürzen führt, meist erst nach etwa einem Jahrzehnt manifestiert.

Stufen	Erläuterung
1	In den frühen Stadien der Parkinson-Krankheit treten bei Menschen typischerweise leichte Symptome auf, die ihre täglichen Aktivitäten nicht wesentlich beeinträchtigen. Zittern und andere bewegungsbedingte Symptome treten meist auf einer Körperseite auf. Darüber hinaus machen sich in dieser Phase Veränderungen der

	Körperhaltung, des Gangs und der Mimik bemerkbar. Diese Symptome können subtil sein und es der Person ermöglichen, ihre normalen Routinen ohne nennenswerte Beeinträchtigung fortzusetzen.
2	Mit fortschreitender Krankheit verstärken sich die Symptome. Zittern, Steifheit und andere bewegungsbedingte Probleme wirken sich zunächst auf beide Körperseiten aus oder breiten sich bis zur Mittellinie aus und wirken sich auf Bereiche wie Hals und Rumpf aus. Gehprobleme und spürbare Haltungsprobleme können deutlicher auftreten. Trotz der Herausforderungen können Menschen in dieser Phase immer noch unabhängig leben, auch wenn die täglichen Aufgaben schwieriger und zeitaufwändiger werden. Die zunehmende Schwierigkeit, Routinetätigkeiten auszuführen, markiert eine Verschiebung in den Auswirkungen der Parkinson-Krankheit auf das tägliche Leben.
3	Ein charakteristisches Merkmal im mittleren Stadium ist der Verlust des Gleichgewichts, der sich in der Unsicherheit beim Wenden oder beim Anstoßen der Person im Stehen bemerkbar macht und zu einem höheren Sturzrisiko führt.

	Die motorischen Symptome bleiben in dieser Phase bestehen und verschlimmern sich. Funktionell kommt es zu einer spürbaren Einschränkung der Alltagsaktivitäten, die Person bleibt jedoch körperlich in der Lage, einen eigenständigen Lebensstil aufrechtzuerhalten. Die Behinderung ist in diesem Stadium im Allgemeinen leicht bis mittelschwer, was die zunehmenden Auswirkungen der Parkinson-Krankheit auf die Alltagsfunktionen widerspiegelt.
4	In diesem fortgeschrittenen Stadium sind die Symptome vollständig entwickelt und führen zu einer erheblichen Beeinträchtigung. Auch wenn die Person immer noch in der Lage ist, selbstständig zu gehen und zu stehen, besteht ein erhöhtes Sicherheitsbedürfnis, das häufig die Verwendung eines Gehstocks oder einer Gehhilfe erfordert. Die Unterstützung bei Aktivitäten des täglichen Lebens wird entscheidend und die Person ist nicht mehr in der Lage, unabhängig zu leben. Aufgrund der erhöhten Herausforderungen durch die Parkinson-Krankheit bedeutet diese Phase eine deutliche Verschiebung des Umfangs der erforderlichen Unterstützung und Pflege.
5	Im fortgeschrittensten und kräftezehrendsten

Stadium kann die Steifheit der Beine einen Punkt erreichen, an dem Stehen oder Gehen unmöglich wird. Die Person ist entweder bettlägerig oder an einen Rollstuhl gebunden und bei allen Aktivitäten auf Hilfe angewiesen. Eine Betreuung rund um die Uhr wird zu einer Notwendigkeit, was die tiefgreifenden Auswirkungen der Parkinson-Krankheit auf die Mobilität und Unabhängigkeit der Person widerspiegelt. Diese Phase stellt eine herausfordernde und anspruchsvolle Phase dar, die kontinuierliche Unterstützung und Aufmerksamkeit erfordert, um den umfassenden Pflegebedürfnissen des Einzelnen gerecht zu werden.

Die Ursprünge der Parkinson-Krankheit verstehen: Ein umfassender Überblick

Wenn man sich mit den Feinheiten der Parkinson-Krankheit befasst, wird deutlich, dass verschiedene Faktoren zu ihrem Ausbruch beitragen. Während einige Risikofaktoren, wie etwa die Exposition gegenüber Pestiziden, bekannt sind, sind die Hauptursachen noch unklar. Parkinson wird oft als

„idiopathisch" eingestuft und bezeichnet eine Erkrankung, die eine eigenständige Krankheit zu sein scheint, da Wissenschaftler mit der Herausforderung kämpfen, ihre genauen Ursachen zu bestimmen.

Erbliche Einflüsse: Familiäre Parkinson-Krankheit

Ungefähr 10 % der Parkinson-Fälle stehen im Zusammenhang mit einer erblichen Veranlagung, bei der die Erkrankung von einem oder beiden Elternteilen geerbt wird. Forscher haben sieben verschiedene Gene identifiziert, die mit Parkinson in Zusammenhang stehen, von denen drei mit früh auftretenden Formen der Krankheit in Zusammenhang stehen. Bestimmte genetische Mutationen tragen zu einzigartigen Merkmalen bei und erschweren das Verständnis dieser komplexen Erkrankung zusätzlich.

Das Geheimnis lüften: Idiopathische Parkinson-Krankheit

Die meisten Parkinson-Fälle fallen unter die Kategorie idiopathisch, was darauf hindeutet, dass die Ursache nicht vererbt ist. Experten gehen davon aus, dass diese Form der Krankheit auf Störungen bei der körpereigenen Verarbeitung eines Proteins namens α-Synuclein zurückzuführen ist. Wenn Proteine falsch gefaltet werden und eine falsche Form annehmen, sammeln sie sich in verschiedenen Regionen oder Zellen an und bilden Lewy-Körper. Im Gegensatz zu erblichen Formen löst das Vorhandensein von Lewy-Körpern in idiopathischen Fällen toxische Wirkungen und Zellzerstörung aus.

Proteinfehlfaltungen, ein Phänomen, das nicht nur bei Parkinson auftritt, werden bei verschiedenen Krankheiten wie Alzheimer, Huntington und Amyloidose beobachtet, was die umfassenderen Auswirkungen dieser zellulären Dysfunktion verdeutlicht.

Parkinsonismus und externe Faktoren: Induzierter Parkinsonismus

Im Gegensatz zur echten Parkinson-Krankheit weist der induzierte Parkinsonismus ähnliche Merkmale auf, wird jedoch durch äußere Faktoren ausgelöst. Das Erkennen dieser Ursachen ist entscheidend für eine genaue Diagnose und eine angemessene Behandlung. Zu den Faktoren, die mit induziertem Parkinsonismus in Zusammenhang stehen, gehören:

- Medikamente: Bestimmte Medikamente können Parkinson-ähnliche Symptome hervorrufen, die nach

Absetzen normalerweise reversibel sind. Allerdings können diese Effekte noch Wochen oder sogar Monate nach Absetzen der Medikation anhalten.

- Enzephalitis: Eine Entzündung des Gehirns, bekannt als Enzephalitis, kann sich gelegentlich als Parkinsonismus äußern und verdeutlicht die vielfältigen Möglichkeiten, auf denen neurologische Erkrankungen auftreten können.

- Toxine und Gifte: Der Kontakt mit verschiedenen Chemikalien wie Manganstaub, Kohlenmonoxid, Schweißrauch oder bestimmten Pestiziden wird mit der Entwicklung von Parkinsonismus in Verbindung gebracht.

- Verletzungen und Traumata: Wiederholte Kopfverletzungen bei Hochleistungssportarten wie Boxen, Fußball und Hockey können zu Hirnschäden führen, die zu einem Zustand führen, der als „posttraumatischer Parkinsonismus" bekannt ist.

Das Verständnis dieser nuancierten Aspekte der Parkinson-Krankheit ist sowohl für die von der Krankheit betroffenen Personen als auch für die medizinische Gemeinschaft, die sich um die Weiterentwicklung von Behandlungen und Interventionen bemüht, von entscheidender Bedeutung. Die vielschichtige Natur der

Parkinson-Krankheit unterstreicht die Bedeutung fortlaufender Forschung, um ihre Komplexität zu entschlüsseln und den Weg für gezieltere Therapieansätze zu ebnen.

Das Spektrum der Symptome: Untersuchung sowohl motorischer als auch nichtmotorischer Aspekte

Nachdem wir uns nun mit der Wissenschaft hinter der Parkinson-Krankheit und ihren verschiedenen Stadien befasst haben, wollen wir tiefer in die vielfältigen Symptome eintauchen, die diese komplexe Erkrankung definieren. Parkinson ist wie ein vielschichtiges Puzzle, bei dem sowohl motorische als auch nichtmotorische Teile zum Gesamtbild beitragen.

Erstens die motorischen Symptome, die oft im Vordergrund stehen. Sie kennen wahrscheinlich das typische Zittern, diese rhythmischen und unwillkürlichen Bewegungen, die verschiedene Körperteile betreffen können.

Aber Parkinson hat noch mehr Tricks im Ärmel. Steifheit oder Steifheit der Muskeln kann Bewegungen unangenehm und herausfordernd machen. Bradykinesie oder Langsamkeit der Bewegung kann einfache Aufgaben in bewusste, anstrengende Handlungen verwandeln. Haltungsinstabilität, ein weiteres motorisches Symptom, erhöht das Sturzrisiko und erhöht die körperlichen Herausforderungen zusätzlich.

Dennoch ist Parkinson nicht auf den motorischen Bereich beschränkt. Es gibt ein ganzes Spektrum nichtmotorischer Symptome, die genauso schwerwiegend sein können, wenn nicht sogar noch schwerwiegender.

Stellen Sie sich Folgendes vor: Veränderungen in der Kognition, wie Gedächtnis- und Aufmerksamkeitsschwierigkeiten, die eine kognitive Landschaft schaffen, die Anpassungsfähigkeit erfordert. Stimmungsschwankungen und -störungen, die von leichter Angst bis hin zu ausgeprägterer Depression reichen, können Schatten auf die emotionale Landschaft werfen. Schlafstörungen wie Schlaflosigkeit oder unruhige Beine können die Nächte zu einem unruhigen Schlachtfeld machen.

Und dann sind da noch die weniger diskutierten, aber ebenso bedeutsamen nichtmotorischen Symptome. Stellen Sie sich vor, Sie kämpfen mit Magen-Darm-Problemen wie Verstopfung, die stillschweigend zur Gesamtherausforderung beitragen. Es ist eine Erinnerung daran, dass Parkinson mehr ist als das, was man auf den ersten Blick sieht – es ist eine

Symphonie von Symptomen, von denen jedes seine einzigartige Rolle spielt.

Die Bewältigung dieses Spektrums erfordert einen umfassenden Ansatz. Mediziner beurteilen häufig das gesamte Spektrum der Symptome, um Behandlungspläne zu erstellen, die sowohl motorische als auch nichtmotorische Herausforderungen berücksichtigen. Es geht nicht nur um die Bewältigung sichtbarer Erschütterungen, sondern auch darum, die subtileren, oft unterschätzten Aspekte anzusprechen, die das tägliche Leben beeinflussen.

SYMPTOME UND URSACHEN
Was sind die Symptome?
Die erkennbarsten Anzeichen der Parkinson-Krankheit sind der Verlust der Muskelkontrolle. Mittlerweile weiß man jedoch, dass Probleme im Zusammenhang mit der Muskelkontrolle nicht die einzigen möglichen Indikatoren für die Parkinson-Krankheit sind.

Motorische Symptome:

Zu den motorischen Symptomen, die auf bewegungsbedingte Probleme hinweisen, bei der Parkinson-Krankheit gehören:

- Verlangsamte Bewegungen (Bradykinesie): Eine Diagnose der Parkinson-Krankheit erfordert die Manifestation dieses Symptoms. Menschen, die davon betroffen sind, interpretieren es oft als Muskelschwäche, obwohl es eher auf Schwierigkeiten bei der Muskelkontrolle als auf echten Kraftverlust zurückzuführen ist.

- Zittern bei ruhenden Muskeln: Ungefähr 80 % der Parkinson-Patienten verspüren ein rhythmisches Zittern der Muskeln, selbst wenn sie diese Muskeln nicht aktiv nutzen. Ruhezittern unterscheidet sich vom essentiellen Zittern, das normalerweise nicht auftritt, wenn die Muskeln ruhen.

- Starrheit oder Steifheit: Mundrohrsteifigkeit und Zahnradsteifheit sind häufige Anzeichen. Die Steifigkeit des Mundrohrs ist eine konsistente, unveränderliche Steifheit während der Bewegung, während die Steifheit des Zahnrads Zittern mit der Steifigkeit des Mundrohrs kombiniert, was zu ruckartigen Stop-and-Go-Bewegungen führt, die dem Sekundenzeiger einer mechanischen Uhr ähneln.

- Instabile Haltung oder Gangart: Langsamere Bewegungen und Steifheit führen bei der Parkinson-Krankheit zu einer gebeugten oder gebeugten Haltung, insbesondere wenn sich die Erkrankung verschlimmert. Dies zeigt sich in kürzeren, schlurfenden Schritten mit reduzierter Armbewegung, und das Drehen beim Gehen erfordert möglicherweise mehr Schritte.

Zu den weiteren motorischen Symptomen können gehören:

- Weniger häufiges Blinzeln als normal, was auf eine verminderte Kontrolle der Gesichtsmuskeln hinweist.
- Verkrampfte oder winzige Handschrift (Mikrographie) aufgrund von Problemen mit der Muskelkontrolle.
- Sabbern aufgrund mangelnder Kontrolle der Gesichtsmuskulatur.
- Maskenartiger Gesichtsausdruck (Hypomimie) mit minimaler oder keiner Veränderung des Gesichtsausdrucks.
- Schluckbeschwerden (Dysphagie) aufgrund einer verminderten Kontrolle der Halsmuskulatur, was das Risiko für Probleme wie Lungenentzündung oder Ersticken erhöht.
- Ungewöhnlich leise Sprechstimme (Hypophonie), die auf eine verminderte Muskelkontrolle im Nacken und in der Brust zurückzuführen ist.

Nichtmotorische Symptome:

Es sind mehrere Symptome denkbar, die nichts mit Bewegung und Muskelkontrolle zu tun haben. Bisher betrachteten Spezialisten nichtmotorische Symptome als potenzielle Risikofaktoren, wenn sie vor motorischen Symptomen beobachtet wurden. Es gibt jedoch immer mehr Hinweise darauf, dass diese Symptome bereits in den frühen Stadien der Krankheit auftreten und möglicherweise Jahre oder sogar Jahrzehnte vor motorischen Schwierigkeiten als Warnzeichen dienen können.

Zu den nichtmotorischen Symptomen (mit möglichen Frühwarnsymptomen in Fettschrift) gehören:

- Symptome des autonomen Nervensystems, wie orthostatische Hypotonie (niedriger Blutdruck beim Aufstehen), Verstopfung, Magen-Darm-Probleme, Urininkontinenz und sexuelle Funktionsstörungen.
- Depression.
- Verlust des Geruchssinns (Anosmie).
- Schlafstörungen, einschließlich periodischer Extremitätenbewegungsstörung (PLMD), Verhaltensstörung bei schnellen Augenbewegungen (REM) und Restless-Legs-Syndrom.

- Denk- und Konzentrationsstörungen (Parkinson-Demenz).

Das Verständnis dieses Spektrums ist der Schlüssel zu einem guten Leben mit Parkinson. Es geht darum zu erkennen, dass jedes Symptom, ob motorisch oder nichtmotorisch, zu der einzigartigen Reise jedes Einzelnen beiträgt. Und was noch wichtiger ist: Es geht darum, einen ganzheitlichen Ansatz zu verfolgen, der über die sichtbaren Erschütterungen hinausgeht und das gesamte Spektrum der Erfahrungen anerkennt und anspricht.

Denken Sie bei der Fortsetzung dieser Erkundung daran, dass jedes Symptom einen Teil Ihrer Parkinson-Geschichte erzählt. Wenn Sie dieses Spektrum verstehen und sich darin zurechtfinden, bewältigen Sie nicht nur die Erkrankung, sondern beschreiten eine einzigartige und persönliche Reise.

Diagnosereise: Von den ersten Anzeichen bis zur Bestätigung, Bewältigung von Ängsten und Befürchtungen

Der Beginn der Parkinson-Diagnose ist ein Prozess voller Wendungen und zweifellos einer Achterbahnfahrt der Gefühle. Lassen Sie uns diesen Weg gemeinsam gehen und dabei nicht nur die klinischen Aspekte ansprechen, sondern auch die sehr realen Ängste und Befürchtungen, die damit oft einhergehen.

Frühe Anzeichen: Das unausgesprochene Flüstern

Möglicherweise bemerken Sie subtile Veränderungen – ein leichtes Zittern in Ihrer Hand, eine vorher nicht vorhandene Steifheit oder vielleicht ein Gefühl der Langsamkeit in Ihren Bewegungen. Dieses Flüstern der Veränderung weist oft auf die frühen Stadien der Parkinson-Krankheit hin. Es ist wichtig, auf diese Hinweise zu achten und, was noch wichtiger ist, sie offen mit Ihrem Arzt zu kommunizieren.

Auf der Suche nach Antworten: Die Bedeutung der Beratung

Wenn Sie diese Anzeichen erkennen, besteht der nächste Schritt darin, ärztlichen Rat einzuholen. Dazu müssen Sie Ihre Symptome und Bedenken einem medizinischen Fachpersonal mitteilen, das eine gründliche Untersuchung durchführen kann. Bei diesem Prozess geht es nicht nur darum, eine Liste von Symptomen abzuhaken; Es geht darum, eine Partnerschaft mit Ihrem Gesundheitsteam aufzubauen und sicherzustellen, dass es Ihre einzigartige Erfahrung versteht.

Ängste und Befürchtungen angehen: Die emotionale Landschaft

Der Weg zur Parkinson-Diagnose kann emotional beladen sein. Angst vor dem Unbekannten, Angst vor der Zukunft und die Last der Unsicherheit können lange Schatten werfen. Es ist völlig normal, diese Emotionen zu erleben, und sie anzuerkennen ist ein entscheidender Schritt auf dem Weg. Ihr Arzt ist nicht nur zur Diagnose und Behandlung da; Sie sind eine wertvolle Ressource zur Bewältigung der emotionalen Belastung, die Parkinson mit sich bringt.

Bestätigung der Diagnose: Navigieren zum Urteil

Der Moment der Diagnose kann entscheidend sein. Es ist eine Bestätigung dessen, was Sie vielleicht vermutet haben, eine Bezeichnung, die eine Mischung aus Emotionen hervorrufen kann. Es ist in Ordnung, unterschiedliche Reaktionen zu verspüren – Erleichterung darüber, eine Antwort zu haben, Unsicherheit darüber, was vor uns liegt, oder sogar Trauer über das Leben, das Sie einst kannten. Ihr Gesundheitsteam spielt in dieser Phase eine zentrale Rolle und bietet nicht nur medizinische Beratung, sondern auch emotionale Unterstützung.

Einen Plan entwickeln: Der Weg nach vorne
Nach der Bestätigung verlagert sich der Schwerpunkt auf die Entwicklung eines umfassenden Plans, der auf Ihre individuellen Bedürfnisse zugeschnitten ist. Dabei geht es um die Erörterung von Behandlungsoptionen, Anpassungen des Lebensstils und Strategien zur Behandlung sowohl motorischer als auch nichtmotorischer Symptome. Die Reise endet nicht mit einer Diagnose; Es ist ein Ausgangspunkt für eine gemeinsame Anstrengung zwischen Ihnen und Ihrem Gesundheitsteam.

Unterstützungssysteme: Aufbau eines Sicherheitsnetzes
Neben den medizinischen Fachkräften ist der Aufbau eines robusten Unterstützungssystems von entscheidender Bedeutung. Dazu gehören Familie, Freunde und bei Bedarf auch psychiatrische Fachkräfte, die in Momenten der Unsicherheit ein Sicherheitsnetz bieten können. Durch den Beitritt zu Parkinson-Selbsthilfegruppen können Sie mit Personen in Kontakt treten, die ähnliche Erfahrungen teilen, und so ein Gemeinschaftsgefühl und Verständnis fördern.

Denken Sie daran, dass die Diagnosereise keine Solo-Expedition ist. Es handelt sich um eine gemeinsame Anstrengung, an der medizinische Fachkräfte, Angehörige und vor allem Sie beteiligt sind. Indem Sie Ängste und Befürchtungen direkt ansprechen, ebnen Sie nicht nur den Weg zur Diagnose – Sie legen den Grundstein für eine belastbare Reise mit Parkinson.

KAPITEL 2

Mythen vs. Fakten: Wahrheit von Fiktion trennen

Häufige Missverständnisse über Parkinson entlarven: Fakten von Fiktionen trennen

Lassen Sie uns einige der am weitesten verbreiteten Missverständnisse rund um die Parkinson-Krankheit direkt angehen. Bei der Entlarvung dieser Mythen geht es nicht nur darum, Informationen zu korrigieren; Es geht darum, Ihnen genaues Wissen zu vermitteln und ein tieferes Verständnis dieser komplexen Erkrankung zu fördern.

MYTHOS: Parkinson ist nur eine „Alterskrankheit".
FAKT: Während das Alter ein erheblicher Risikofaktor ist, kann die Parkinson-Krankheit bei jungem Beginn auch Personen unter 50 Jahren betreffen. Es handelt sich nicht ausschließlich um eine Erkrankung älterer Menschen.

MYTHOS: Zittern ist das einzige Symptom von Parkinson.

FAKT: Parkinson umfasst ein breites Spektrum an Symptomen, von motorischen Problemen wie Zittern bis hin zu nichtmotorischen Aspekten wie kognitiven Veränderungen und Stimmungsstörungen.

MYTHOS: Parkinson ist immer erblich.

FAKT: Obwohl die Genetik eine Rolle spielen kann, treten die meisten Parkinson-Fälle sporadisch auf und es gibt keinen klaren familiären Zusammenhang. Es handelt sich um ein komplexes Zusammenspiel genetischer und umweltbedingter Faktoren.

MYTHOS: Nur die Bewegung ist betroffen; Die kognitive Funktion bleibt erhalten.

FAKT: Kognitive Veränderungen, einschließlich Gedächtnis- und Aufmerksamkeitsstörungen, kommen bei Parkinson häufig vor und können das tägliche Leben erheblich beeinträchtigen.

MYTHOS: Parkinson ist ansteckend.

FAKT: Parkinson ist nicht ansteckend. Es handelt sich um eine neurodegenerative Erkrankung, die durch eine

Kombination genetischer und umweltbedingter Faktoren beeinflusst wird.

MYTHOS: Wenn Sie zittern, handelt es sich definitiv um Parkinson.

FAKT: Zittern kann verschiedene Ursachen haben und nicht jedes Zittern weist auf Parkinson hin. Eine gründliche medizinische Untersuchung ist für eine genaue Diagnose von entscheidender Bedeutung.

MYTHOS: Bei Parkinson geht es nur um körperliche Symptome.

FAKT: Nichtmotorische Symptome wie Stimmungsstörungen und Schlafstörungen sind integrale Bestandteile der Parkinson-Krankheit und können das allgemeine Wohlbefinden beeinträchtigen.

MYTHOS: Jeder Parkinson-Kranke hat die gleichen Symptome.

FAKT: Parkinson ist sehr individuell und die Symptome können von Person zu Person sehr unterschiedlich sein. Was für den einen funktioniert, funktioniert für den anderen möglicherweise nicht.

MYTHOS: Parkinson-Medikamente stoppen das Fortschreiten der Krankheit.

FAKT: Medikamente können die Symptome lindern, aber es gibt derzeit keine Heilung für Parkinson und die Krankheit schreitet mit der Zeit fort.

MYTHOS: Parkinson ist ein normaler Teil des Alterns.

FAKT: Während das Alter ein Risikofaktor ist, ist Parkinson kein normaler Teil des Alterns. Es handelt sich um eine besondere Erkrankung, die eine ordnungsgemäße Diagnose und Behandlung erfordert.

MYTHOS: Menschen mit Parkinson können kein erfülltes Leben führen.

FAKT: Mit der richtigen Unterstützung und den richtigen Managementstrategien können Menschen mit Parkinson ein aktives, erfülltes Leben führen und ihre Leidenschaften und Ziele verfolgen.

MYTHOS: Bei Parkinson geht es nur um körperliche Herausforderungen; es hat keinen Einfluss auf Emotionen.

FAKT: Stimmungsstörungen, einschließlich Angstzuständen und Depressionen, kommen bei Parkinson häufig vor und müssen zusätzlich zu den körperlichen Symptomen behandelt werden.

MYTHOS: Parkinson ist ausschließlich eine Bewegungsstörung; es hat keinen Einfluss auf das Denken.

FAKT: Mit fortschreitender Erkrankung können kognitive Veränderungen auftreten, die oft als Parkinson-Demenz bezeichnet werden.

MYTHOS: Parkinson ist immer sichtbar.

FAKT: Manche Menschen mit Parkinson zeigen möglicherweise keine sichtbaren Symptome, insbesondere im Frühstadium. Nichtmotorische Symptome können ebenso bedeutsam sein.

MYTHOS: Wenn Sie keine familiäre Vorgeschichte haben, werden Sie nicht an Parkinson erkranken.

FAKT: Auch wenn die Familienanamnese das Risiko erhöhen kann, haben viele Menschen mit Parkinson keinen familiären Bezug. Auch Umweltfaktoren spielen eine Rolle.

MYTHOS: Parkinson-Medikamente verursachen Suchtverhalten.

FAKT: Impulskontrollstörungen können zwar als Nebenwirkung bestimmter Medikamente auftreten, diese Auswirkungen treten jedoch nicht bei jedem auf.

MYTHOS: Menschen mit Parkinson haben immer Schmerzen.

FAKT: Schmerzen sind kein universelles Symptom von Parkinson. Während einige Personen möglicherweise Schmerzen verspüren, ist dies bei anderen möglicherweise nicht der Fall.

MYTHOS: Parkinson ist ein Todesurteil.
FAKT: Parkinson ist zwar eine chronische Erkrankung, aber keine direkte Todesursache. Viele Menschen leben jahrzehntelang mit dieser Krankheit.

MYTHOS: Nur Neurologen können Parkinson diagnostizieren.
FAKT: Während Neurologen häufig an der Diagnose beteiligt sind, können auch andere medizinische Fachkräfte, beispielsweise Spezialisten für Bewegungsstörungen, zu einer genauen Diagnose beitragen.

MYTHOS: Es gibt nichts, was man tun kann, um das Fortschreiten der Parkinson-Krankheit zu verlangsamen.
FAKT: Obwohl es keine Heilung gibt, können Lebensstilfaktoren wie Bewegung und eine gesunde Ernährung helfen, die Symptome zu lindern und das allgemeine Wohlbefinden zu verbessern.

MYTHOS: Parkinson kann allein durch alternative Therapien geheilt werden.

FAKT: Komplementäre Therapien können zwar eine Linderung der Symptome bewirken, sind jedoch kein Ersatz für konventionelle medizinische Behandlungen.

MYTHOS: Menschen mit Parkinson sollten körperliche Aktivität vermeiden.

FAKT: Regelmäßige Bewegung ist für Menschen mit Parkinson von Vorteil und trägt zur Verbesserung der Mobilität, des Gleichgewichts und der allgemeinen Lebensqualität bei.

MYTHOS: Parkinson beeinträchtigt nur Bewegungen; Die Sprache wird nicht beeinträchtigt.

FAKT: Sprache und Kommunikation können durch Parkinson beeinträchtigt werden, was zu Veränderungen der Stimmlautstärke und Artikulation führt.

MYTHOS: Parkinson ist für alle gleich; Einheitsbehandlungen wirken.

FAKT: Personalisierte Behandlungspläne sind von entscheidender Bedeutung, da jeder Mensch unterschiedlich auf Medikamente und Therapien reagiert.

MYTHOS: Parkinson betrifft nur Männer.

FAKT: Während Männer etwas häufiger an Parkinson erkranken, sind sowohl Männer als auch Frauen davon betroffen.

MYTHOS: Parkinson ist eine reine Gehirnerkrankung; Es hat keine Auswirkungen auf andere Organe.

FAKT: Parkinson kann verschiedene Organe beeinträchtigen und zu nichtmotorischen Symptomen wie Magen-Darm-Problemen führen.

MYTHOS: Parkinson kann mit einer speziellen Ernährung vorgebeugt werden.

FAKT: Während sich eine gesunde Ernährung positiv auf das allgemeine Wohlbefinden auswirkt, gibt es keine spezielle Diät, die Parkinson vorbeugen kann.

MYTHOS: Tiefe Hirnstimulation (DBS) heilt Parkinson.

FAKT: THS kann die Symptome lindern, ist aber kein Heilmittel. Parkinson bleibt eine chronische Erkrankung.

MYTHOS: Parkinson-Medikamente haben immer Nebenwirkungen.

FAKT: Medikamente können zwar Nebenwirkungen haben, diese treten jedoch nicht bei jedem auf, und oft können

Anpassungen vorgenommen werden, um die Nebenwirkungen in den Griff zu bekommen.

MYTHOS: Parkinson ist eine rein körperliche Herausforderung; es hat keinen Einfluss auf die Wahrnehmung.

FAKT: Kognitive Veränderungen kommen bei Parkinson häufig vor und Betroffene können Schwierigkeiten mit dem Gedächtnis, der Aufmerksamkeit und anderen kognitiven Funktionen haben.

MYTHOS: Parkinson wird erst in späteren Stadien diagnostiziert, wenn Zittern im Vordergrund steht.

FAKT: Frühe Anzeichen von Parkinson können subtil sein und eine Diagnose kann erfolgen, bevor sich sichtbares Zittern entwickelt.

MYTHOS: Parkinson betrifft nur weiße Menschen.

FAKT: Parkinson kann Menschen aller Rassen und ethnischen Hintergründe betreffen.

MYTHOS: Parkinson ist eine Autoimmunerkrankung.

FAKT: Parkinson gilt nicht als Autoimmunerkrankung; es handelt sich um eine neurodegenerative Erkrankung.

MYTHOS: Rauchen verhindert Parkinson.

FAKT: Während einige Studien auf ein geringeres Parkinson-Risiko bei Rauchern hinweisen, überwiegen die mit dem Rauchen verbundenen Gesundheitsrisiken alle potenziellen Schutzwirkungen.

MYTHOS: Parkinson ist immer eine schnell fortschreitende Krankheit.

FAKT: Der Verlauf der Parkinson-Krankheit ist von Person zu Person unterschiedlich; Bei einigen kann es zu einem langsamen Fortschreiten kommen, bei anderen kann es zu einem schnelleren Fortschritt kommen.

MYTHOS: Parkinson beeinträchtigt nur die Bewegung einer Körperseite.

FAKT: Während die Symptome oft auf einer Seite beginnen, können sie im Verlauf der Krankheit schließlich beide Seiten betreffen.

MYTHOS: Wenn Sie ein Familienmitglied haben, das an Parkinson erkrankt ist, erkranken Sie bestimmt auch daran.

FAKT: Obwohl die Genetik das Risiko erhöhen kann, ist sie keine Garantie dafür, dass Sie an Parkinson erkranken.

MYTHOS: Parkinson ist ausschließlich eine Folge von Kopfverletzungen.

FAKT: Während Kopfverletzungen zum Risiko beitragen können, liegt bei der Mehrzahl der Parkinson-Fälle in der Vorgeschichte kein nennenswertes Kopftrauma vor.

MYTHOS: Parkinson ist allein eine Folge von Giftstoffen in der Umwelt.

FAKT: Umweltfaktoren können zum Parkinson-Risiko beitragen, aber das Zusammenspiel mit genetischen Faktoren ist komplex.

MYTHOS: Parkinson betrifft nur ältere Menschen; In jüngeren Jahren besteht kein Grund zur Sorge.

FAKT: Parkinson kann bei jungen Menschen unter 50 Jahren auftreten, was die Bedeutung von Aufklärung und Früherkennung unterstreicht.

Für den Umgang mit Parkinson sind genaue Informationen erforderlich. Indem ich diese Mythen entlarve, möchte ich Ihnen Wissen vermitteln und ein klareres Verständnis der Herausforderungen und Möglichkeiten fördern, die diese Erkrankung mit sich bringt.

Risikofaktoren verstehen: Genetik, Umwelt und Lebensstileinflüsse

Lassen Sie uns das komplexe Geflecht von Faktoren aufdecken, die zum Risiko einer Parkinson-Krankheit beitragen. Es handelt sich um ein Mosaik, das von der Genetik, den Umwelteinflüssen und der Wahl des Lebensstils beeinflusst wird – eine einzigartige Mischung, die die Wahrscheinlichkeit dieser komplexen Erkrankung bestimmt.

Genetik: Die geerbten Fäden entwirren

Die Rolle der Genetik bei Parkinson ist wie die Durchsicht eines Familienalbums mit einer Mischung aus bekannten und mysteriösen Gesichtern. Während einige Fälle eine erbliche Komponente mit spezifischen genetischen Mutationen im Zusammenhang mit Parkinson haben, treten die meisten Fälle sporadisch auf. Mit anderen Worten: Möglicherweise finden Sie in Ihrem Stammbaum keinen direkten Link.

Wenn Sie jedoch ein Familienmitglied haben, das an Parkinson erkrankt ist, lohnt es sich, darauf zu achten. Bestimmte genetische Variationen können tatsächlich das Risiko erhöhen und als potenzielle Marker in der genetischen Landschaft fungieren. Aber denken Sie daran, dass die Genetik allein nicht die ganze Geschichte bestimmt; Sie sind nur ein Teil des Puzzles.

Umwelt: Mit externen Einflüssen umgehen
Stellen Sie sich die Umgebung als Kulisse für ein Theaterstück vor – sie bildet die Bühne für die sich entfaltende Erzählung. Im Zusammenhang mit Parkinson kann die Exposition gegenüber bestimmten Umweltfaktoren zum Risiko beitragen. Pestizide, Herbizide und Industriechemikalien gehören zu den Akteuren, die die Entstehung von Parkinson beeinflussen können. Das Leben oder Arbeiten in Umgebungen mit erhöhter Exposition gegenüber diesen Substanzen kann die Risikolandschaft komplexer machen.

Das bedeutet nicht, dass Sie in einer Blase leben müssen. Vielmehr geht es darum, sich seiner Umgebung bewusst und achtsam zu sein. Bewusstsein versetzt Sie in die Lage, fundierte Entscheidungen zu treffen und, wenn möglich, potenzielle Gefährdungen zu minimieren, die zum Risiko beitragen können.

Lebensstil: Fördern Sie Ihr Wohlbefinden
Ihre Lebensstilentscheidungen sind wie das tägliche Skript, das Sie für sich selbst schreiben – sie prägen die Geschichte Ihrer Gesundheit. Regelmäßige körperliche Aktivität, die

Aufrechterhaltung einer ausgewogenen Ernährung und die Priorisierung des allgemeinen Wohlbefindens können wirksame Verbündete bei der Minderung des Parkinson-Risikos sein.

Untersuchungen legen nahe, dass Personen, die sich mäßig bis intensiv körperlich betätigen, möglicherweise ein geringeres Risiko haben, an Parkinson zu erkranken. Betrachten Sie es als einen Pakt mit Ihrem Körper – indem Sie ihn aktiv und gesund halten, fördern Sie die Widerstandsfähigkeit gegenüber potenziellen Herausforderungen.

Auch die Ernährung spielt eine entscheidende Rolle. Zwar gibt es keine spezielle Diät, die Immunität garantiert, doch eine Ernährung, die reich an Antioxidantien, Omega-3-Fettsäuren und anderen neuroprotektiven Elementen ist, kann zur allgemeinen Gesundheit des Gehirns beitragen. Dabei geht es nicht um restriktive Maßnahmen, sondern vielmehr darum, Ihren Körper mit dem Treibstoff zu versorgen, den er zum Gedeihen benötigt.

Und dann ist da noch die komplexe Beziehung zwischen Koffein und Nikotin. Studien deuten auf eine mögliche Schutzwirkung hin, der Schlüssel liegt jedoch in der Mäßigung. Es ist keine Empfehlung, mit dem Rauchen anzufangen oder übermäßig viel Kaffee zu trinken. Stattdessen ist es eine Erinnerung daran, dass Lebensstilentscheidungen, wenn sie bewusst und in Maßen getroffen werden, eine Rolle bei der Gestaltung Ihrer Gesundheitsgeschichte spielen können.

Das Zusammenspiel: Ihre einzigartige Geschichte
Stellen Sie sich nun vor, wie all diese Faktoren miteinander verwoben sind und einen Wandteppich schaffen, der einzigartig für Sie ist. Ihre genetische Ausstattung, die Umgebung, in der Sie sich bewegen, und die Entscheidungen, die Sie treffen – sie alle tragen zum Gefüge Ihrer Gesundheit bei.

Beim Verstehen von Risikofaktoren geht es nicht darum, der Angst nachzugeben, sondern vielmehr um bewusste Selbstbestimmung. Es bedeutet zu erkennen, dass Ihre Reise mit Parkinson durch eine Kombination von Elementen geprägt ist, von denen jedes seinen eigenen Einfluss hat. Indem Sie Einblicke in diese Faktoren gewinnen, sind Sie nicht nur ein passiver Beobachter; Sie werden zu einem aktiven Teilnehmer an der Gestaltung Ihrer Gesundheitserzählung.

Denken Sie bei der Fortsetzung dieser Erkundung daran, dass Wissen ein Kompass ist, der Sie durch die Komplexität führt. Indem Sie die genetischen Zusammenhänge, die Einflüsse Ihrer Umgebung und die Auswirkungen Ihrer Lebensgewohnheiten verstehen, meistern Sie Ihre einzigartige Geschichte mit Parkinson.

Die Kraft der Frühintervention: Mythen über die Verzögerung der Diagnose zerstreuen

Begeben wir uns auf eine Reise in den kritischen Bereich der Frühintervention bei der Parkinson-Krankheit. Es herrscht das weit verbreitete Missverständnis, dass das Aufschieben einer Diagnose eine harmlose Entscheidung sei, doch in Wirklichkeit kann eine frühzeitige Intervention bahnbrechend sein. Lassen Sie uns die Mythen rund um den Zeitpunkt der Diagnose entlarven und die tiefgreifenden Auswirkungen untersuchen, wenn wir eher früher als später handeln.

MYTHOS: „Es ist nur ein Zittern – kein Grund zur Sorge."

Ein häufiges Missverständnis besteht darin, die Bedeutung früher Symptome wie leichtes Zittern oder Steifheit herunterzuspielen. Der Gedanke könnte sein: „Es ist nur ein

Teil des Alterns" oder „Es beeinträchtigt mein tägliches Leben nicht wesentlich." Diese frühen Anzeichen können jedoch subtile Vorboten der Parkinson-Krankheit sein. Sie sofort anzuerkennen und anzusprechen ist keine Überreaktion; Es ist ein proaktiver Schritt zum Verständnis und zur Behandlung der Erkrankung.

WIRKLICHKEIT: Eine frühzeitige Diagnose öffnet die Tür für eine rechtzeitige Behandlung.

Entgegen dem Mythos bedeutet eine frühe Diagnose nicht eine Übermedikation. Stattdessen bietet es die Möglichkeit für rechtzeitige und gezielte Interventionen. Im Frühstadium der Parkinson-Krankheit können medizinische Fachkräfte Strategien umsetzen, die möglicherweise das Fortschreiten der Krankheit verlangsamen und die Symptome effektiver behandeln können.

MYTHOS: „Ich möchte meinen Arzt nicht mit geringfügigen Symptomen belasten."

Es besteht die Tendenz, die Symptome bei Arztbesuchen herunterzuspielen, weil man befürchtet, sie könnten nicht signifikant genug sein, um Aufmerksamkeit zu erfordern. Allerdings können frühe Symptome auf zugrunde liegende

Probleme hinweisen. Eine offene Kommunikation mit Ihrem Arzt ist keine Belastung, sondern ein wesentlicher Schritt auf dem Weg zu einer genauen Diagnose.

WIRKLICHKEIT: Ihr Arzt ist im Anfangsstadium ein entscheidender Verbündeter.

Gesundheitsdienstleister sind da, um zuzuhören und zu bewerten. Durch das Teilen selbst geringfügiger Symptome können sie sich ein umfassendes Bild Ihrer Gesundheit machen. Im Frühstadium der Parkinson-Krankheit können diese scheinbar unbedeutenden Symptome entscheidende Hinweise sein. Ihr Arzt wird zu Ihrem Partner bei der Bewältigung der Komplexität der Frühintervention und führt Sie zu den am besten geeigneten Strategien für Ihre individuelle Situation.

MYTHOS: „Ich werde warten, bis es schlimmer wird, um Hilfe zu suchen."

Das Aufschieben der Suche nach Hilfe beruht oft auf der falschen Vorstellung, dass nur eine erhebliche Beeinträchtigung Aufmerksamkeit verdient. Dieser Mythos geht davon aus, dass eine Intervention nur in fortgeschrittenen Stadien von Nutzen ist, doch das Gegenteil ist der Fall. Die frühzeitige Behandlung der Symptome bildet die Grundlage für eine bessere Behandlung und eine verbesserte Lebensqualität.

WIRKLICHKEIT: Frühzeitiges Eingreifen gibt Ihnen die Möglichkeit, Entscheidungen zu treffen.

Im Bereich der Parkinson-Krankheit ist Wissen tatsächlich Macht. Eine frühzeitige Intervention ermöglicht es Ihnen, eine Reihe von Behandlungsoptionen zu erkunden – von Anpassungen des Lebensstils über Physiotherapie bis hin zu Medikationsstrategien. Es geht darum, Ihnen die Möglichkeit zu geben, fundierte Entscheidungen zu treffen und Ihre Reise mit Parkinson aktiv mitzugestalten.

MYTHOS: „Ich möchte es lieber nicht wissen; Unwissenheit ist Glückseligkeit."

Die Angst vor einer Parkinson-Diagnose könnte manche dazu verleiten, den Ansatz „Unwissenheit ist Glückseligkeit" zu übernehmen. Die Vermeidung der Wahrheit ändert jedoch nichts an der Realität. Frühzeitiges Wissen ist kein Satz, sondern ein Katalysator für fundierte Entscheidungsfindung und proaktives Management.

Wenn Sie Ihren Gesundheitszustand kennen, können Sie für die Zukunft planen, Ihren Lebensstil anpassen und Maßnahmen ergreifen, die sich positiv auf Ihr Wohlbefinden auswirken können. Durch frühzeitiges Wissen können Sie Parkinson nicht als unüberwindbare Herausforderung betrachten, sondern als eine Krankheit, die mit Belastbarkeit und fundierten Entscheidungen bewältigt werden muss.

Im Wesentlichen geht es bei der Frühintervention nicht darum, sich in ein Meer von Unbekannten zu stürzen. Es geht darum, das Bekannte anzunehmen und es zu Ihrem Vorteil zu nutzen. Indem wir Mythen über die Verzögerung der Diagnose zerstreuen, erkennen wir die transformative Kraft einer frühen Intervention bei der Bewältigung der Parkinson-Krankheit an.

KAPITEL 3

Aufbau Ihres Wellness-Arsenals: Traditionelle Therapien

Erforschung der Tiefenhirnstimulation (DBS) und anderer chirurgischer Eingriffe: Mögliche Vorteile und Überlegungen

Werfen wir einen genaueren Blick auf die Tiefenhirnstimulation (DBS) und andere chirurgische Eingriffe im Bereich der Parkinson-Behandlung. Während Medikamente oft im Mittelpunkt stehen, bieten chirurgische Optionen wie DBS einen alternativen Weg, der die Lebensqualität erheblich beeinträchtigen kann. Begleiten Sie mich, wenn wir die potenziellen Vorteile und Überlegungen erkunden, die mit diesen chirurgischen Eingriffen verbunden sind.

Tiefe Hirnstimulation (DBS): Eine chirurgische Symphonie

DBS ist wie die Feinabstimmung eines Instruments in einem Orchester – es geht um Präzision und Harmonie. Bei der DBS-Operation werden Elektroden in bestimmte Bereiche des Gehirns implantiert, die für die Bewegungssteuerung verantwortlich sind. Diese Elektroden liefern elektrische Impulse und modulieren effektiv abnormale Gehirnsignale, die mit Parkinson-Symptomen verbunden sind.

Mögliche Vorteile von DBS:

- Symptomkontrolle: DBS kann eine deutliche Linderung motorischer Symptome wie Zittern, Steifheit und Dyskinesien bewirken und so eine verbesserte Mobilität und Funktion ermöglichen.

- Reduzierung der Medikamenteneinnahme: Mit einer erfolgreichen DBS können einige Personen möglicherweise ihre Abhängigkeit von Parkinson-Medikamenten reduzieren und so die mit der Langzeitanwendung verbundenen Nebenwirkungen minimieren.

- Verbesserte Lebensqualität: Durch die Reduzierung motorischer Schwankungen und Dyskinesien kann DBS die allgemeine Lebensqualität verbessern und es dem Einzelnen ermöglichen, sich freier an täglichen Aktivitäten zu beteiligen.

- Langfristiges Management: DBS bietet eine dauerhafte Behandlungsoption, deren Vorteile oft langfristig anhalten und für eine stabile Symptomkontrolle sorgen.
- Flexibilität und Anpassbarkeit: Die Einstellungen des DBS-Geräts können nicht-invasiv angepasst werden, was eine personalisierte Optimierung der Symptomkontrolle im Verlauf der Erkrankung ermöglicht.

Überlegungen und Herausforderungen: Navigieren in der chirurgischen Landschaft

Obwohl DBS vielversprechend ist, ist es wichtig, es mit sorgfältiger Überlegung und im Bewusstsein potenzieller Herausforderungen anzugehen.

- Chirurgische Risiken: Wie jeder chirurgische Eingriff birgt die DBS inhärente Risiken, einschließlich Infektionen, Blutungen und Nebenwirkungen der Anästhesie. Mit einer ordnungsgemäßen präoperativen Beurteilung und qualifizierten Operationsteams können diese Risiken jedoch minimiert werden.

- Postoperative Anpassungen: Nach einer DBS-Operation gibt es eine Phase der Anpassung, da die Einstellungen des Geräts für eine optimale Symptomkontrolle optimiert werden. Geduld und Zusammenarbeit mit Gesundheitsdienstleistern sind in dieser Phase von entscheidender Bedeutung.

- Nichtmotorische Symptome: Während DBS in erster Linie auf motorische Symptome abzielt, geht es möglicherweise nicht auf nichtmotorische Aspekte der Parkinson-Krankheit ein, wie z. B. kognitive Veränderungen oder Stimmungsstörungen. Diese Aspekte erfordern möglicherweise zusätzliche Managementstrategien.

- Gerätebedingte Komplikationen: Im Laufe der Zeit können Komplikationen wie Elektrodenwanderung oder Batterieentladung auftreten, die einen weiteren chirurgischen Eingriff oder einen Geräteaustausch erforderlich machen.

- Patientenauswahl und Erwartungen: Nicht alle Personen mit Parkinson sind geeignete Kandidaten für DBS, und die Erwartungen hinsichtlich des Ausmaßes der durch eine Operation erreichbaren Symptomverbesserung sollten realistisch sein.

Erkundung anderer chirurgischer Eingriffe

Zusätzlich zur DBS können in bestimmten Fällen auch andere chirurgische Eingriffe in Betracht gezogen werden, wie zum Beispiel:

- Verfahren zur Läsionierung: Hierbei werden gezielt Läsionen in bestimmten Hirnregionen erzeugt, um die Symptome zu lindern. Obwohl sie seltener durchgeführt werden als DBS, können sie in bestimmten Fällen angemessen sein.
- Fokussierter Ultraschall: Dieses nicht-invasive Verfahren nutzt Ultraschallwellen, um Läsionen in bestimmten Hirnbereichen zu erzeugen und bietet eine potenzielle Alternative zu herkömmlichen chirurgischen Ansätzen.
- Gentherapie: Neue Forschungsergebnisse erforschen das Potenzial der Gentherapie zur Modifizierung des zugrunde liegenden Krankheitsprozesses bei Parkinson und bieten einen neuartigen Behandlungsansatz.

Chirurgische Eingriffe wie DBS stellen eine wertvolle Ergänzung des Parkinson-Behandlungsarsenals dar und sorgen für eine deutliche Linderung der Symptome und eine Verbesserung der Lebensqualität vieler Menschen. Bei der Navigation in der chirurgischen Landschaft ist jedoch eine sorgfältige Abwägung der potenziellen Vorteile und Herausforderungen unerlässlich.

Die Kraft der Bewegung entfesseln: Physiotherapie und Bewegung bei Parkinson

Begeben wir uns auf eine Reise und erforschen wir die transformative Wirkung von Physiotherapie und Bewegung auf die Bewältigung der Parkinson-Krankheit. In diesem dynamischen Duo entdecken wir nicht nur Routinen und Wiederholungen, sondern eine tiefgreifende Reise über Grenzen hinaus, bei der die Kraft der Bewegung zum Leuchtfeuer der Stärke und Belastbarkeit wird.

Physiotherapie: Ein personalisierter Kompass

Physiotherapie ist so, als ob Sie einen vertrauenswürdigen Begleiter auf Ihrer Reise haben würden. Ein erfahrener Physiotherapeut beurteilt Ihre individuellen Herausforderungen und passt die Übungen an, um spezifische motorische Symptome zu behandeln. Es geht nicht nur um Bewegung; Es geht um gezielte und zielgerichtete Maßnahmen, die das Potenzial für verbesserte Mobilität und Funktionalität freisetzen.

Vorteile der Physiotherapie:

- Verbesserte Mobilität: Gezielte Übungen können Steifheit und Starrheit lindern, die Gesamtmobilität verbessern und tägliche Aufgaben leichter bewältigen.
- Gleichgewicht und Koordination: Parkinson kann das Gleichgewicht beeinträchtigen, aber die Physiotherapie konzentriert sich auf Übungen, die die Koordination und Stabilität verbessern und so das Sturzrisiko verringern.
- Verbesserung der Körperhaltung: Die Aufrechterhaltung einer guten Körperhaltung ist ein subtiler, aber wirkungsvoller Aspekt des körperlichen Wohlbefindens. Physiotherapie befasst sich mit Haltungsproblemen, fördert eine bessere Ausrichtung und reduziert Beschwerden.
- Schmerzbehandlung: Bestimmte Übungen und Dehnübungen können Muskelbeschwerden und Schmerzen lindern und so zu einer verbesserten Lebensqualität beitragen.
- Verbesserung der Sprache und des Schluckens: Für Menschen mit Sprach- und Schluckbeschwerden kann die Physiotherapie Übungen umfassen, die die entsprechenden Muskeln stärken und so eine verbesserte Kommunikation und Ernährung fördern.

Übung: Das Elixier des Wohlbefindens

Bewegung ist im Kontext der Parkinson-Krankheit keine bloße Routine, sondern ein kraftvolles Elixier, das verschiedene Aspekte der Gesundheit durchdringt. Regelmäßige körperliche Aktivität ist ein proaktiver Schritt, um das Potenzial für ein erfülltes Leben über die Einschränkungen der Erkrankung hinaus zu nutzen.

Arten von Übungen bei Parkinson:

- Aerobic-Übungen: Aktivitäten wie Wandern, Radfahren oder Schwimmen fördern die Herz-Kreislauf-Gesundheit, verbessern die Ausdauer und heben die Stimmung.
- Krafttraining: Der Aufbau und Erhalt der Muskelkraft ist entscheidend. Einfache Widerstandsübungen mit Gewichten oder Widerstandsbändern tragen zum allgemeinen Wohlbefinden bei.
- Flexibilitätsübungen: Dehnübungen verbessern die Flexibilität, reduzieren Muskelsteifheit und unterstützen einen größeren Bewegungsumfang.
- Gleichgewichtsübungen: Gezielte Übungen, die das Gleichgewicht fordern, wie Tai Chi oder Yoga, tragen zur Stabilität bei und verringern das Sturzrisiko.

- Tanztherapie: Die Einbeziehung von Tanzelementen bietet nicht nur körperliche Vorteile, sondern fügt auch ein Element der Freude und Kreativität in die Übungsroutine ein.

Die Geist-Körper-Verbindung: Achtsame Bewegung

Über den physischen Bereich hinaus gibt es eine tiefe Verbindung zwischen Geist und Körper, die in der Kraft der Bewegung verankert ist. Achtsame Übungen wie Tai Chi oder Yoga steigern nicht nur das körperliche Wohlbefinden, sondern tragen auch zum Stressabbau und zur geistigen Belastbarkeit bei.

Achtsamkeit einbeziehen:

- Atembewusstsein: Die achtsame Aufmerksamkeit auf den Atem während der Übungen fördert die Entspannung und fördert ein Gefühl der Ruhe.
- Fokussierte Bewegungen: Die achtsame Auseinandersetzung mit jeder Bewegung fördert eine tiefere Verbindung zwischen Körper und Geist.
- Stressreduzierung: Regelmäßige Bewegung, gepaart mit Achtsamkeit, wird zu einem wirksamen Mittel zur

Linderung von Stress, einem häufigen Begleiter auf der Parkinson-Reise.

Zusammenarbeit mit Gesundheitsdienstleistern: Ein Teamansatz
Die Teilnahme an Physiotherapie und körperlicher Betätigung ist keine Einzelaufgabe, sondern eine gemeinsame Anstrengung mit Ihrem Gesundheitsteam. Kommunikation ist der Schlüssel. Teilen Sie Ihre Erfahrungen, Herausforderungen und Ziele mit Ihrem Physiotherapeuten und Gesundheitsdienstleister. Sie werden zu integralen Partnern bei der Erstellung eines Plans, der auf Ihre individuellen Bedürfnisse und Wünsche abgestimmt ist.

Die Reise annehmen: Jenseits von Grenzen

Lassen Sie uns die Erzählung neu definieren, während wir uns auf die Reise der Physiotherapie und Bewegung im Bereich der Parkinson-Krankheit begeben.
Es geht nicht nur um Bewegungen; Es geht darum, ein Gefühl der Entscheidungsfreiheit zurückzugewinnen, die innere Widerstandsfähigkeit zu entdecken und über wahrgenommene Grenzen hinauszugehen. Die Kraft der Bewegung wird zu einer transformativen Kraft und ebnet den Weg zu einem Leben voller Vitalität und Wohlbefinden.

Das Leben durch Ergotherapie optimieren: Tägliche Aktivitäten für Ihr Wohlbefinden anpassen

Die Ergotherapie stellt einen personalisierten Leitfaden dar, der einen Fahrplan zur Anpassung der täglichen Aktivitäten an ein optimales Leben bietet. Lassen Sie uns diese Reise gemeinsam erkunden und nicht nur Routinen entdecken, sondern einen individuellen Ansatz, um Ihrem täglichen Leben wieder Sinn und Unabhängigkeit zu verleihen.

Ergotherapie verstehen: Erstellen Sie Ihren Plan

Bei der Ergotherapie geht es nicht darum, Ihre Persönlichkeit zu verändern, sondern darum, Ihre Umgebung und Routinen an Ihre individuellen Bedürfnisse anzupassen. Es ist, als würde man einen personalisierten Plan erstellen, der Ihre Fähigkeit verbessert, sich an sinnvollen Aktivitäten zu beteiligen und so Unabhängigkeit und Wohlbefinden fördert.

Schlüsselelemente der Ergotherapie:

Aktivitätsanalyse: Ein Ergotherapeut beobachtet Ihre täglichen Aktivitäten genau und zerlegt sie in überschaubare Komponenten. Es geht darum, die Feinheiten von Aufgaben zu verstehen, vom Anziehen bis zum Zubereiten einer Mahlzeit.

- Umgebungsmodifikation: Ihr Wohnraum wird zur Leinwand für Anpassungen. Einfache Änderungen, wie das Umstellen von Möbeln oder das Anbringen von Handläufen, können erhebliche Auswirkungen auf die täglichen Aufgaben haben.

- Hilfsmittel: Ergotherapeuten unterstützen Sie bei der Auswahl und Verwendung von Hilfsmitteln, die auf Ihre Bedürfnisse zugeschnitten sind. Diese Geräte werden zu Werkzeugen der Befähigung und helfen bei Aufgaben, die eine Herausforderung darstellen können.

- Techniken zur Energieeinsparung: Parkinson kann das Energieniveau beeinflussen. Die Ergotherapie führt Strategien zur Energieeinsparung ein, die es Ihnen ermöglichen, ohne unnötige Ermüdung mehr zu erreichen.

- Adaptive Strategien: Von innovativen Techniken zum Zuknöpfen eines Hemdes bis hin zu alternativen Kochansätzen führt die Ergotherapie adaptive Strategien ein, die Ihren individuellen Fähigkeiten entsprechen.

Schritt-für-Schritt-Ansatz: Durch tägliche Aktivitäten navigieren

Lassen Sie uns Schritt für Schritt untersuchen, wie Ergotherapie bestimmte Alltagsaktivitäten verbessern und ein benutzerfreundliches und ansprechendes Erlebnis für Menschen mit Parkinson fördern kann.

Aktivität: Anziehen

- Ankleiden im Sitzen: Setzen Sie sich zunächst auf die Bettkante oder auf einen stabilen Stuhl. Dies minimiert die Herausforderung, beim Anziehen das Gleichgewicht zu halten.
- Verwendung adaptiver Kleidung: Erwägen Sie Kleidung mit Funktionen wie Klettverschlüssen oder Magnetknöpfen, die das selbstständige Anziehen erleichtern.
- Aufschlüsselung der Schritte: Teilen Sie die Ankleideroutine in kleinere, überschaubare Schritte auf. Konzentrieren Sie sich beispielsweise darauf, jeweils nur ein Kleidungsstück anzuziehen.
- Hilfsgeräte: Nutzen Sie Anziehhilfen wie langstielige Greifhilfen oder Sockenhilfen, um Ihre Reichweite zu vergrößern und den Vorgang leichter zugänglich zu machen.

Aktivität: Essenszubereitung

- Küchenorganisation: Ordnen Sie häufig verwendete Gegenstände in zugänglicher Höhe an. Dies verringert die Notwendigkeit, sich zu greifen oder sich zu bücken, was die Küche zu einem benutzerfreundlicheren Raum macht.

- Adaptive Utensilien: Entdecken Sie Utensilien mit ergonomischen Griffen oder integrierten Griffen für eine einfachere Handhabung bei der Essenszubereitung.

- Verwendung eines Hockers oder Stuhls: Machen Sie während der Essenszubereitung kurze Pausen, indem Sie einen stabilen Hocker oder Stuhl verwenden. Dies hilft bei der Bewältigung von Müdigkeit und fördert den Komfort.

- Sicherheitsmaßnahmen: Erwägen Sie rutschfeste Matten, griffige Küchengeräte und strategisch platzierte Handläufe, um die Sicherheit beim Kochen zu erhöhen.

Anpassen Ihres Ansatzes: Eine ganzheitliche Perspektive

Ergotherapie ist nicht nur eine Reihe von Anweisungen; Es ist ein ganzheitlicher Ansatz zur Verbesserung Ihres allgemeinen Wohlbefindens. Es geht darum, Freude und Erfüllung in den Aktivitäten zu finden, die Ihnen am wichtigsten sind.

Passen Sie Ihren Ansatz an:

- Prioritäten identifizieren: Arbeiten Sie mit Ihrem Ergotherapeuten zusammen, um die Aktivitäten zu identifizieren, die in Ihrem täglichen Leben die größte Bedeutung haben.

- Setzen Sie sich realistische Ziele: Legen Sie erreichbare Ziele fest, die Ihren Fähigkeiten und Ambitionen entsprechen. Feiern Sie unterwegs kleine Siege.

- Einbindung von Familie und Pflegepersonal: Arbeiten Sie mit Ihren Lieben zusammen, um Anpassungen nahtlos in Ihren Alltag zu integrieren. Ihre Unterstützung kann von unschätzbarem Wert sein.

- Regelmäßige Beurteilung und Anpassung: Parkinson ist dynamisch und Ihre Bedürfnisse können sich ändern. Regelmäßige Beurteilungen mit Ihrem Ergotherapeuten stellen sicher, dass die Anpassungen wirksam bleiben und Ihren aktuellen Fähigkeiten entsprechen.

Lassen Sie uns gemeinsam das Potenzial für positive Veränderungen in den täglichen Aktivitäten nutzen, während wir uns gemeinsam durch die Landschaft der Ergotherapie bewegen. Es geht nicht nur um Anpassung; Es geht darum, ein Gefühl der Autonomie zurückzugewinnen, die

Unabhängigkeit zu fördern und sicherzustellen, dass jeder Tag eine Gelegenheit für sinnvolles Engagement ist.

KAPITEL 4

Jenseits von Medikamenten: Erforschung komplementärer und alternativer Therapien

---

Harmonie im Inneren: Förderung des Wohlbefindens durch Geist-Körper-Ansätze

Wenn Sie sich auf eine Reise zum Verständnis von Geist-Körper-Ansätzen begeben, öffnet sich die Tür zu einem Zufluchtsort, in dem Stressbewältigung und Wohlbefinden nicht nur zu Wunschvorstellungen, sondern zu greifbarer Realität werden. Entdecken Sie mit mir die tiefe Einfachheit von Achtsamkeit, Meditation und Yoga – kraftvolle Werkzeuge, die für alle zugänglich sind und Ruhe in den Alltag integrieren.

Die Essenz der Geist-Körper-Verbindung: Ein ganzheitlicher Weg

Stellen Sie sich Geist und Körper als ineinander verschlungene Begleiter vor, die sich gegenseitig in einem Tanz der Harmonie beeinflussen. Geist-Körper-Ansätze erkennen diesen Zusammenhang und bieten Wege, um inmitten der hektischen Anforderungen des Lebens einen gelassenen Seinszustand zu kultivieren.

ACHTSAMKEIT: Den gegenwärtigen Moment annehmen

Achtsamkeit ist wie ein sanfter Anker, der Sie im gegenwärtigen Moment verankert. Es geht darum, das Bewusstsein ohne Wertung zu fördern und Gedanken und Empfindungen zu erlauben, wie Wellen in einem ruhigen Teich zu kommen und zu gehen.

Achtsamkeit in den Alltag integrieren:

- Atembewusstsein: Beginnen Sie mit einfachen Atembewusstseinsübungen. Atmen Sie tief ein, spüren Sie, wie die Luft Ihre Lungen füllt, und atmen Sie langsam aus. Diese achtsame Atmung kann überall und jederzeit geübt werden.
- Tägliche Rituale: Bringen Sie Achtsamkeit in Routineaktivitäten ein. Ganz gleich, ob Sie Ihren

Morgenkaffee schlürfen oder zum Briefkasten gehen, lassen Sie Ihre Sinne voll und ganz in dieses Erlebnis eintauchen.

- Achtsames Essen: Genießen Sie während der Mahlzeiten jeden Bissen. Beachten Sie die Aromen, Texturen und Empfindungen. Dies verbessert nicht nur Ihr Esserlebnis, sondern fördert auch die Achtsamkeit.

- Body-Scan-Meditation: Legen Sie sich bequem hin und scannen Sie jeden Teil Ihres Körpers im Geiste, wobei Sie dabei Spannungen lösen. Diese einfache Übung fördert die Entspannung und die Verbindung zwischen Körper und Geist.

MEDITATION: Innere Ruhe kultivieren

Meditation ist Ihr Zufluchtsort der Stille, eine Praxis, die einen inneren Ruheraum schafft. Es geht nicht darum, den Geist zu leeren, sondern darum, Gedanken mit sanfter Neugier zu beobachten und inmitten des Wirbelsturms des Lebens Ruhe zu finden.

Beginnen Sie Ihre Meditationsreise:

- Finden Sie einen ruhigen Ort: Wählen Sie eine ruhige Ecke, in der Sie nicht gestört werden. Setzen Sie sich bequem auf einen Stuhl oder auf den Boden und unterstützen Sie Ihre Haltung mit einem Kissen.

- Konzentrieren Sie sich auf den Atem: Richten Sie Ihre Aufmerksamkeit auf den natürlichen Rhythmus Ihres Atems. Atmen Sie sanft ein und aus und lassen Sie sich von Ihrem Atem in einen Zustand der Ruhe führen.

- Geführte Meditationen: Entdecken Sie geführte Meditationen, die online oder über Apps verfügbar sind. Diese bieten sanfte Anregungen und machen die Meditation insbesondere für Anfänger zugänglicher.

- Achtsames Gehen: Meditation bedeutet nicht immer, still zu sitzen. Machen Sie einen achtsamen Spaziergang und achten Sie auf jeden Schritt und die Bewegungsempfindungen.

YOGA: Körper und Geist in Bewegung vereinen

Yoga ist eine Symphonie aus Bewegung und Stille, eine Praxis, die den Atem mit gezielten Körperhaltungen verbindet. Es geht nicht darum, den Körper zu verrenken, sondern darum, durch sanfte, bewusste Bewegungen eine Reise der Selbstfindung zu unternehmen.

Integrieren Sie Yoga in Ihre Routine:

- Beginnen Sie mit den Grundlagen: Beginnen Sie mit einfachen Yoga-Posen. Sanfte Dehnübungen wie die Katzen-Kuh-Pose oder die Kinderpose bilden eine Grundlage für den Aufbau von Flexibilität und Körperbewusstsein.

- Konzentrieren Sie sich auf den Atem: Beim Yoga ist der Atem der Leitfaden. Koordinieren Sie Ihren Atem mit jeder Bewegung. Atmen Sie beim Erreichen ein und beim Falten aus. Diese Synchronisation fördert die Achtsamkeit.

- Online-Kurse oder Apps: Wenn Sie neu im Yoga sind, ziehen Sie Online-Kurse oder Apps in Betracht, die anfängerfreundliche Sitzungen anbieten. Folgen Sie Ihrem Tempo und genießen Sie die Freude an der Bewegung.

- Ändern Sie die Posen nach Bedarf: Beim Yoga geht es darum, Ihren Körper dort zu treffen, wo er ist. Zögern Sie nicht, die Posen entsprechend Ihrem Komfort und Ihren Fähigkeiten zu ändern. Die Reise liegt bei Ihnen und jede Pose ist ein Schritt in Richtung Wohlbefinden.

Weben Sie Geist-Körper-Praktiken in Ihren Wandteppich ein

Wenn Sie Achtsamkeit, Meditation und Yoga in Ihr tägliches Leben integrieren, denken Sie daran, dass die Essenz in der

Einfachheit liegt. Diese Praktiken sind nicht Experten oder Aufklärungssuchenden vorbehalten; Sie sind Werkzeuge für jeden, anpassbar an Ihre einzigartige Reise.

Schlüssel zur Integration von Geist-Körper-Praktiken:

- Beständigkeit statt Intensität: Regelmäßige, kurze Übungen sind den sporadischen, längeren Sitzungen überlegen. Konsistenz ist der Schlüssel, um die Vorteile von Geist-Körper-Ansätzen zu nutzen.
- Personalisierung: Passen Sie diese Praktiken an Ihre Vorlieben und Ihren Komfort an. Ihre Achtsamkeit, Meditation und Yoga sind einzigartig für Sie.
- Sanftes Selbstmitgefühl: Gehen Sie diese Praktiken mit Sanftheit an. Auf dieser Reise gibt es kein Urteil; Es geht darum, jeden Moment mit Freundlichkeit sich selbst gegenüber zu genießen.
- Integration in den Alltag: Lassen Sie diese Praktiken zu Begleitern in Ihrem Alltag werden. Ob ein achtsamer Atemzug während eines Meetings oder eine kurze Yoga-Strecke vor dem Schlafengehen: Integration fördert nachhaltiges Wohlbefinden.

In der Einfachheit von Achtsamkeit, Meditation und Yoga halten Sie den Schlüssel zu einem harmonischen Leben in der

Hand. Genießen Sie auf dieser Reise die sanften Momente, genießen Sie die Ruhe und entdecken Sie das tiefe Wohlbefinden, das von innen kommt.

Den Geist nähren: Eine Reise in Ernährungsüberlegungen für die Gesundheit des Gehirns

Sich auf den Weg zu machen, die Gesundheit Ihres Gehirns durch Ernährung zu unterstützen, ist wie die Pflege eines Gartens – es erfordert Sorgfalt, Aufmerksamkeit und einen durchdachten Ansatz. Begleiten Sie mich, während wir das Reich der Ernährungsstrategien erkunden und den Prozess entmystifizieren, um ihn nicht nur zugänglich, sondern auch zu einer spannenden Reise zu mehr Wohlbefinden zu machen.

Den Zusammenhang verstehen: Ernährung und Gehirngesundheit

Der Zusammenhang zwischen dem, was wir essen, und der Funktionsweise unseres Gehirns ist tiefgreifend. Betrachten Sie Ihr Gehirn als Kraftwerk und die Nährstoffe, die Sie zu sich nehmen, als den Treibstoff, der dafür sorgt, dass es reibungslos funktioniert. Lassen Sie uns tiefer in die grundlegenden Aspekte von Ernährungsüberlegungen für eine optimale Gehirngesundheit eintauchen.

Wichtige Nährstoffe für die Gesundheit des Gehirns:

- Omega-3-Fettsäuren: Diese sind sozusagen die Bausteine für Ihre Gehirnzellen. Omega-3-Fettsäuren kommen in fettem Fisch, Leinsamen und Walnüssen vor und spielen eine entscheidende Rolle bei der kognitiven Funktion und der Stimmungsregulierung.
- Antioxidantien: Stellen Sie sich Antioxidantien als die Superhelden vor, die Ihr Gehirn vor oxidativem Stress schützen. Buntes Obst und Gemüse wie Beeren, Spinat und Grünkohl sind reichhaltige Quellen dieser Verteidiger.
- Vitamine und Mineralien: B-Vitamine, Vitamin D und Mineralien wie Eisen und Zink sind für verschiedene Gehirnfunktionen unerlässlich. Vollkornprodukte, mageres Fleisch, Milchprodukte und Blattgemüse sind zuverlässige Quellen.
- Flüssigkeitszufuhr: Kein Nährstoff an sich, aber eine ausreichende Flüssigkeitszufuhr ist lebenswichtig. Stellen Sie sich Wasser als das Schmiermittel vor, das dafür sorgt, dass die Zahnräder Ihrer kognitiven Maschinerie reibungslos funktionieren.

Praktische Schritte für eine hirnfördernde Ernährung: Ein benutzerfreundlicher Leitfaden

Lassen Sie uns den Prozess nun in umsetzbare Schritte unterteilen, um eine hirnfördernde Ernährung zu einem greifbaren und erreichbaren Unterfangen zu machen.

Schritt 1: Nehmen Sie fetten Fisch in Ihre Ernährung auf

Warum? Fetter Fisch wie Lachs, Forelle und Sardinen sind reich an Omega-3-Fettsäuren, insbesondere DHA (Docosahexaensäure), einem wichtigen Bestandteil der Zellmembranen des Gehirns.

Wie? Versuchen Sie, mindestens zweimal pro Woche fetten Fisch in Ihre Mahlzeiten aufzunehmen. Gegrillter Lachs, ein Thunfischsalat oder Sardinen auf Vollkorncrackern sind köstliche und gehirnstärkende Optionen.

Schritt 2: Färben Sie Ihren Teller mit Lebensmitteln, die reich an Antioxidantien sind

Warum? Antioxidantien bekämpfen oxidativen Stress, reduzieren Entzündungen und unterstützen die allgemeine Gesundheit des Gehirns.

Wie? Integrieren Sie eine Vielzahl bunter Obst- und Gemüsesorten in Ihre Mahlzeiten. Beeren, dunkles Blattgemüse und bunte Paprika sind nicht nur optisch ansprechend, sondern auch nährstoffreich.

Schritt 3: Priorisieren Sie Vollkornprodukte und magere Proteine

Warum? Vollkorn liefert eine konstante Energieversorgung, während mageres Protein zur Synthese von Neurotransmittern beiträgt, die für die Kommunikation zwischen Gehirnzellen unerlässlich sind.

Wie? Entscheiden Sie sich für Vollkornprodukte wie Quinoa, braunen Reis und Hafer. Integrieren Sie magere Proteine wie Geflügel, Fisch, Tofu oder Hülsenfrüchte in Ihre Mahlzeiten, um ein ausgewogenes Nährwertprofil zu erzielen.

Schritt 4: Bleiben Sie den ganzen Tag über hydriert

Warum? Dehydrierung kann die kognitiven Funktionen und die Konzentration beeinträchtigen, weshalb es wichtig ist, einen ausreichenden Flüssigkeitsspiegel aufrechtzuerhalten.

Wie? Machen Sie es sich zur Gewohnheit, den ganzen Tag über Wasser zu trinken. Erwägen Sie, das Wasser mit Zitrusfrucht- oder Gurkenscheiben aufzugießen, um den Geschmack und die Feuchtigkeitswirkung zu verstärken.

Schritt 5: Moderation und Abwechslung

Warum? Eine abwechslungsreiche und ausgewogene Ernährung stellt sicher, dass Sie ein Spektrum an Nährstoffen erhalten und fördert so die allgemeine Gesundheit des Gehirns.

Wie? Achten Sie bei Ihrer Essensauswahl auf Mäßigung und Abwechslung. Entdecken Sie verschiedene Küchen, probieren Sie neue Rezepte und genießen Sie die reichhaltige Vielfalt an Aromen und Nährstoffen.

Kochtipps für gehirnfördernde Mahlzeiten: Ein kulinarisches Abenteuer

Die Umsetzung dieser Ernährungsaspekte in köstliche Mahlzeiten erfordert Kreativität und einen Hauch kulinarischer Entdeckungen. Begeben wir uns mit praktischen Kochtipps auf ein kulinarisches Abenteuer:

- Omega-3-verpackter Salat: Kreieren Sie einen lebendigen Salat mit Blattgemüse, Beeren und einer Prise Walnüssen oder Leinsamen. Für eine Extraportion gehirnfördernder Omega-3-Fettsäuren mit Olivenöl beträufeln.

- Quinoa Power Bowl: Stellen Sie sich eine nahrhafte Schüssel mit gekochtem Quinoa, buntem Gemüse und gegrilltem Lachs oder Kichererbsen zusammen. Ergänzen Sie das Ganze mit einem Zitronen-Tahini-Dressing für eine köstliche, gehirnfördernde Mahlzeit.

- Smoothie-Genuss: Mischen Sie einen erfrischenden Smoothie aus griechischem Joghurt, einer Handvoll Beeren und einem Löffel Chiasamen. Dieser nährstoffreiche Smoothie ist ein schneller und leckerer Muntermacher für das Gehirn.

- Baked Fish Fiesta: Entdecken Sie verschiedene Kräuter und Gewürze, um geschmackvolle gebackene Fischgerichte zu kreieren. Kräuter wie Rosmarin und

Thymian sorgen nicht nur für Würze, sondern tragen auch zu antioxidativen Eigenschaften bei.

Der Weg zu einer optimalen Gehirngesundheit durch Ernährung ist eine Mischung aus Einfachheit und Kreativität. Indem Sie diese praktischen Schritte und kulinarischen Abenteuer unternehmen, nähren Sie nicht nur Ihr Gehirn, sondern schaffen auch die Grundlage für ein blühendes und pulsierendes Leben.

Vitalität freisetzen: Ein Leitfaden für optimalen Schlaf für Menschen mit Parkinson

Die Suche nach gutem Schlaf ist nicht nur eine Notwendigkeit; Es ist ein Grundpfeiler für Vitalität und kognitives Wohlbefinden, insbesondere für Menschen, die an Parkinson leiden.

In dieser Erkundung werden wir die Grundlagen der Schlafhygiene enthüllen – einen praktischen Ansatz, der darauf zugeschnitten ist, das Energieniveau und die kognitiven Funktionen zu verbessern. Begleiten Sie mich, wenn wir uns mit einfachen Strategien für einen erholsamen Schlaf befassen.

Den Zusammenhang zwischen Schlaf und Gesundheit verstehen

Guter Schlaf ist entscheidend für die allgemeine Gesundheit und wirkt sich auf Energie, Stimmung und kognitive Schärfe aus. Für Menschen mit Parkinson wird die Optimierung des Schlafes angesichts des Zusammenspiels zwischen Schlafqualität und den Herausforderungen, die die Erkrankung mit sich bringt, noch wichtiger.

Schlüsselaspekte der Schlafhygiene bei Parkinson:

- Konsistenter Schlafplan: Ihr Körper lebt von Routine. Die Festlegung eines konsistenten Schlafplans, bei dem man jeden Tag zur gleichen Zeit ins Bett geht und aufwacht, hilft dabei, die innere Uhr zu regulieren.

- Schaffen Sie eine angenehme Schlafumgebung: Verwandeln Sie Ihr Schlafzimmer in einen Zufluchtsort der Ruhe. Sorgen Sie für eine bequeme Matratze und Kissen, passen Sie die Raumtemperatur an und minimieren Sie Lärm und Licht, um eine ideale Schlafoase zu schaffen.

- Achtsame Abendroutine: Nehmen Sie vor dem Zubettgehen an beruhigenden Aktivitäten teil. Dazu können das Lesen eines Buches, sanfte Dehnübungen oder das Üben von Entspannungstechniken gehören, um Ihrem Körper zu signalisieren, dass es Zeit zum Entspannen ist.

- Stimulanzien und Bildschirmzeit begrenzen: Koffein und elektronische Geräte können den Schlaf stören. Versuchen Sie, den Koffeinkonsum am Abend zu reduzieren und Bildschirme mindestens eine Stunde vor dem Schlafengehen zu vermeiden, da das ausgestrahlte blaue Licht die Melatoninproduktion beeinträchtigen kann.

Praktische Schritte für einen erholsamen Schlaf: Ein benutzerfreundlicher Ansatz

Lassen Sie uns nun diese Schlüsselaspekte in umsetzbare Schritte aufschlüsseln, die Sie durch einen benutzerfreundlichen Ansatz zur Verbesserung Ihrer Schlafhygiene führen.

Schritt 1: Legen Sie Ihren Schlafplan fest

Warum? Konsistenz stärkt die innere Uhr Ihres Körpers und fördert so eine bessere Schlafqualität.

Wie? Wählen Sie eine Schlafenszeit, die 7–9 Stunden Schlaf ermöglicht, und halten Sie diese ein, auch am Wochenende. Konsistenz stärkt den natürlichen Schlaf-Wach-Rhythmus Ihres Körpers.

Schritt 2: Optimieren Sie Ihre Schlafumgebung

Warum? Eine angenehme und beruhigende Schlafumgebung schafft die Voraussetzungen für eine gute Erholung.

Wie? Investieren Sie in eine bequeme Matratze und Kissen. Passen Sie die Raumtemperatur Ihren Wünschen an und minimieren Sie Lärm und Licht. Erwägen Sie Verdunklungsvorhänge für mehr Dunkelheit.

Schritt 3: Entspannen Sie sich achtsam

Warum? Eine achtsame Abendroutine signalisiert Ihrem Körper, dass es Zeit ist, in einen erholsamen Zustand überzugehen.

Wie? Nehmen Sie an Aktivitäten teil, die die Entspannung fördern, wie zum Beispiel ein Buch lesen, sanfte Dehnübungen machen oder beruhigende Musik hören.

Vermeiden Sie anregende Aktivitäten oder schwere Mahlzeiten kurz vor dem Schlafengehen.

Schritt 4: Stimulanzien und Bildschirmzeit verwalten

Warum? Koffein und Bildschirme können das Ein- und Durchschlafen beeinträchtigen.

Wie? Begrenzen Sie den Koffeinkonsum nachmittags und abends. Schaffen Sie mindestens eine Stunde vor dem Zubettgehen eine bildschirmfreie Zone, damit Ihr Gehirn auf natürliche Weise entspannen kann.

Schritt 5: Sorgen Sie für eine einheitliche Weckzeit

Warum? Regelmäßiges Aufwachen stärkt den natürlichen Tagesrhythmus Ihres Körpers.

Wie? Stellen Sie eine einheitliche Weckzeit ein, auch am Wochenende. Die Einwirkung von natürlichem Licht am Morgen kann Ihren Schlaf-Wach-Rhythmus weiter regulieren.

Zusätzliche Tipps für besseren Schlaf:

- Regelmäßige Bewegung: Integrieren Sie regelmäßige körperliche Aktivität in Ihre Routine, aber versuchen Sie, das Training einige Stunden vor dem Schlafengehen zu beenden.

- Beschränken Sie Ihre Nickerchen: Wenn Sie tagsüber das Bedürfnis verspüren, ein Nickerchen zu machen, halten Sie es kurz (20–30 Minuten) und früher am Tag.

- Geist-Körper-Techniken: Entdecken Sie Entspannungstechniken wie tiefes Atmen oder progressive Muskelentspannung, um Ihren Geist und Körper zu beruhigen.

- Bewerten Sie Medikamente: Wenden Sie sich an Ihren Arzt, um Medikamente zu prüfen, die sich auf den Schlaf auswirken könnten, und um mögliche Anpassungen zu besprechen.

In der Einfachheit konsistenter Routinen und achtsamer Praktiken liegt der Schlüssel zur Erschließung der verjüngenden Kraft des Schlafes. Indem Sie diese benutzerfreundlichen Schritte in Ihr tägliches Leben integrieren, ebnen Sie den Weg für ein verbessertes Energieniveau, verbesserte kognitive Funktionen und ein Gefühl der Vitalität, das während Ihrer wachen Stunden nachhallt.

Ganzheitliches Wohlbefinden: Erforschung ergänzender Therapien für Parkinson

Komplementäre Therapien wie Massage, Akupunktur und andere sanfte Modalitäten bieten ganzheitliche Unterstützung für Menschen, die an Parkinson leiden. Begleiten Sie mich, während wir durch diese therapeutischen Wege navigieren, Bedenken ansprechen und die potenziellen Vorteile auf unkomplizierte und ansprechende Weise aufdecken.

KOMPLEMENTÄRE THERAPIEN VERSTEHEN: Eine ganzheitliche Perspektive

Komplementäre Therapien sind wie sanfte Wegweiser auf Ihrem Weg zum Wohlbefinden und bieten alternative Ansätze, die traditionelle medizinische Eingriffe ergänzen. Lassen Sie uns zwei weit verbreitete Therapien erkunden – Massage und Akupunktur – und auf andere vielversprechende Modalitäten eingehen.

MASSAGE: Spannungen lösen und die Haut pflegen Körper

Eine Massage ist mehr als ein luxuriöser Genuss; Es handelt sich um ein therapeutisches Hilfsmittel, das Muskelsteifheit bekämpfen, die Entspannung fördern und das allgemeine Wohlbefinden von Parkinson-Patienten verbessern kann.

Anliegen:

- Muskelsteifheit: Menschen mit Parkinson leiden häufig unter Muskelsteifheit. Wenn eine Massage sorgfältig durchgeführt und auf die individuellen Bedürfnisse zugeschnitten wird, kann sie Verspannungen lindern, ohne die Steifheit zu verstärken.
- Sensorische Empfindlichkeit: Einige haben möglicherweise eine erhöhte Empfindlichkeit. Die Kommunikation von Präferenzen und Komfortniveaus mit dem Massagetherapeuten sorgt für ein individuelles und angenehmes Erlebnis.

Mögliche Vorteile:

- Verbesserte Bewegungsfreiheit: Sanfte Massagetechniken können die Flexibilität verbessern, Steifheit lindern und so eine bessere Bewegungsfreiheit fördern.
- Stressreduzierung: Es ist bekannt, dass Massagen Stress und Angst reduzieren und zu einem allgemeinen Gefühl der Entspannung beitragen.

- Verbesserte Schlafqualität: Die beruhigende Wirkung der Massage kann sich positiv auf das Schlafverhalten auswirken und zu einer erholsameren Nacht führen.

AKUPUNKTUR: Ausgleichende Energie für Wohlbefinden

Bei der Akupunktur, die ihre Wurzeln in der traditionellen chinesischen Medizin hat, werden dünne Nadeln in bestimmte Punkte des Körpers eingeführt, um den Energiefluss, das „Qi", wiederherzustellen.

Anliegen:
Nadelempfindlichkeit: Teilen Sie Bedenken hinsichtlich der Nadelempfindlichkeit Ihrem Akupunkteur mit. Sie können Techniken anpassen oder Alternativen wie Akupressur ausprobieren.

Mögliche Vorteile:
- Schmerzbehandlung: Akupunktur kann helfen, Schmerzen zu lindern, ein häufiges Problem bei Parkinson, indem sie die Freisetzung von Endorphinen, den natürlichen Schmerzmitteln des Körpers, stimuliert.

- Stressabbau: Ähnlich wie eine Massage kann Akupunktur zum Stressabbau beitragen und die Entspannung fördern.
- Verbesserter Schlaf: Viele Menschen berichten von einer verbesserten Schlafqualität nach Akupunktursitzungen.

Weitere vielversprechende komplementäre Ansätze :

- Aromatherapie: Mit ätherischen Ölen eine beruhigende Atmosphäre schaffen. Lavendel und Kamille sind für ihre entspannenden Eigenschaften bekannt.
- Musiktherapie: Sich mit Musik beschäftigen, um die Stimmung zu verbessern und positive Emotionen zu wecken.
- Tai Chi: Eine sanfte Übungsform, die Bewegung und Meditation kombiniert und so Gleichgewicht und Flexibilität fördert.

ERKUNDUNG KOMPLEMENTÄRER THERAPIEN: *Eine Schritt-für-Schritt-Anleitung*

Schritt 1: Bewerten Sie Ihr Komfortniveau

Warum? Das Verständnis Ihres Komfortniveaus sorgt für ein positives und persönliches Erlebnis.

Wie? Kommunizieren Sie offen mit dem Therapeuten oder Praktiker über etwaige Bedenken oder Empfindlichkeiten. Sie können die Sitzung individuell an Ihre Bedürfnisse anpassen.

Schritt 2: Wählen Sie einen qualifizierten Praktiker

Warum? Die Fachkompetenz des Behandlers trägt zur Sicherheit und Wirksamkeit der Therapie bei.

Wie? Recherchieren Sie und wählen Sie Praktiker aus, die sich auf die Arbeit mit Parkinson-Patienten spezialisiert haben oder über Erfahrung mit adaptiven Techniken verfügen.

Schritt 3: Setzen Sie realistische Erwartungen

Warum? Realistische Erwartungen tragen zu einer positiven und zufriedenstellenden Erfahrung bei.

Wie? Seien Sie sich darüber im Klaren, dass die Wirkung komplementärer Therapien unterschiedlich sein kann. Einige Personen können unmittelbare Vorteile verspüren, während andere im Laufe der Zeit allmähliche Verbesserungen bemerken.

Schritt 4: Integrieren Sie ergänzende Therapien in Ihre Routine

Warum? Konsistenz ist der Schlüssel zum Erleben der potenziellen Vorteile komplementärer Therapien.

Wie? Integrieren Sie Sitzungen in Ihre Routine, sei es eine monatliche Massage oder regelmäßige Akupunkturtermine. Konsistenz verstärkt die kumulativen Effekte.

Im Bereich der Komplementärtherapien liegt der Schlüssel in der Personalisierung und offenen Kommunikation. Denken Sie beim Erkunden dieser sanften Modalitäten daran, dass die Erfahrung jedes Einzelnen einzigartig ist. Komplementäre Therapien bieten nicht nur potenzielle körperliche Vorteile, sondern auch Momente der Entspannung, Verjüngung und einen ganzheitlichen Ansatz für das Wohlbefinden.

KAPITEL 5

Die Kraft Ihres Netzwerks: Navigieren in Supportsystemen

Stärke in der Einheit: Aufbau Ihres Support-Teams für Parkinson

Die Bewältigung der Parkinson-Krankheit ist eine Reise, die nicht einsam sein muss. Tatsächlich wird es durch ein starkes Support-Team gestärkt, eine Ansammlung wichtiger Akteure, die jeweils auf ihre einzigartige Weise beitragen. Begleiten Sie mich dabei, den Prozess des Aufbaus eines starken Support-Teams, der Identifizierung wichtiger Akteure und der Aufklärung ihrer Rollen auf klare, unkomplizierte und ansprechende Weise zu erkunden.

DIE GRUNDLAGEN VERSTEHEN: Die Bedeutung eines Support-Teams

Ihr Support-Team ist wie ein Sicherheitsnetz und bietet emotionale, physische und praktische Unterstützung. Wenn Sie die Rollen jedes Teammitglieds erkennen, können Sie eine Grundlage für Stärke, Belastbarkeit und gemeinsames Verständnis aufbauen.

IDENTIFIZIERUNG DER SCHLÜSSELSPIELER UND IHRER ROLLEN: Ein Leitfaden für die Zusammenarbeit

1. FAMILIE UND FREUNDE: Die Säulen emotionaler Unterstützung

- **Rolle** : Emotionale Anker, die für Verständnis, Empathie und Kameradschaft sorgen.
- **Wie:** Offene Kommunikation ist der Schlüssel. Teilen Sie Ihre Erfahrungen, Ängste und Erfolge. Ermutigen Sie sie, sich über Parkinson zu informieren, um ein tieferes Verständnis zu fördern.

2. GESUNDHEITSFACHPERSONEN: Ihre fachkundigen Ratgeber

- **Rolle:** Das medizinische Team bietet professionelle Anleitung, Behandlungspläne und fachkundige Beratung.

- ***Wie:*** Stellen Sie eine offene Kommunikation her. Beteiligen Sie sich aktiv an Diskussionen über Ihren Behandlungsplan, stellen Sie Fragen und lassen Sie sich etwaige Bedenken klären.

3. Physiotherapeuten und Ergotherapeuten: Verbesserung der Funktionalität

- ***Rolle:*** Diese Fachkräfte konzentrieren sich auf die Verbesserung Ihrer körperlichen und funktionellen Fähigkeiten und steigern so Ihre Lebensqualität.
- ***Wie:*** Nehmen Sie aktiv an Therapiesitzungen teil. Üben Sie die empfohlenen Übungen zu Hause und kommunizieren Sie etwaige Herausforderungen oder Fortschritte.

4. UNTERSTÜTZUNGSGRUPPEN: Eine Gemeinschaft gemeinsamer Erfahrungen

- ***Rolle:*** Selbsthilfegruppen vermitteln ein Gefühl der Zugehörigkeit und des Verständnisses, indem sie Sie mit anderen verbinden, die vor ähnlichen Herausforderungen stehen.
- ***Wie:*** Nehmen Sie an lokalen oder virtuellen Selbsthilfegruppen teil. Teilen Sie Ihre Erfahrungen,

lernen Sie von anderen und finden Sie Ermutigung in der kollektiven Stärke der Gemeinschaft.

5. PATIENTENVEREINBARUNGSGRUPPEN: Eine Quelle für Ressourcen und Verbindungen

Rolle: Interessengruppen stellen Ressourcen, Informationen und eine Plattform für Interessenvertretungsbemühungen bereit.

Wie: Treten Sie seriösen Parkinson-Interessengruppen bei. Bleiben Sie über Forschungsergebnisse, Behandlungsmöglichkeiten und verfügbare Supportressourcen auf dem Laufenden.

AUFBAU IHRES SUPPORT-TEAMS: Ein schrittweiser Ansatz

Schritt 1: Selbstreflexion

Warum? Das Verständnis Ihrer Bedürfnisse bildet die Grundlage für den Aufbau eines effektiven Support-Teams.

Wie: Denken Sie über Ihre täglichen Herausforderungen, emotionalen Bedürfnisse und Ziele nach. Identifizieren Sie Bereiche, in denen Unterstützung einen erheblichen Unterschied machen könnte.

Schritt 2: Identifizieren Sie potenzielle Teammitglieder

Warum? Die Anerkennung potenzieller Teammitglieder gewährleistet eine umfassende Supportstruktur.
Wie: Berücksichtigen Sie Freunde, Familie, medizinisches Fachpersonal, Therapeuten, Selbsthilfegruppen und Interessenorganisationen. Bewerten Sie, wie jeder zu Ihrem Support-Netzwerk beitragen könnte.

Schritt 3: Öffnen Sie die Kommunikation

Warum? Transparente Kommunikation fördert das Verständnis und bringt alle auf ein gemeinsames Ziel.
Wie: Drücken Sie Ihre Gedanken, Gefühle und Bedürfnisse klar aus. Ermutigen Sie den offenen Dialog mit potenziellen Teammitgliedern, um ein gemeinsames Verständnis zu schaffen.

Schritt 4: Erwartungen und Grenzen festlegen

Warum? Klar definierte Erwartungen stellen sicher, dass alle auf derselben Seite sind.
Wie: Besprechen Sie Rollen, Verantwortlichkeiten und Grenzen mit jedem Teammitglied. Dazu gehört auch die

Klärung, wie sie Sie unterstützen können und welche Einschränkungen sie haben.

Schritt 5: Regelmäßige Check-Ins

Warum? Regelmäßige Check-ins sorgen für die Stärke und Effektivität Ihres Support-Teams.
Wie: Planen Sie regelmäßige Updates mit Teammitgliedern. Teilen Sie Aktualisierungen zu Ihrem Gesundheitszustand mit, besprechen Sie alle erforderlichen Anpassungen und bedanken Sie sich für die anhaltende Unterstützung.

Der Aufbau eines starken Support-Teams ist nicht nur ein praktischer Schritt; Es ist eine transformative Reise. Ihr Team, vereint durch Verständnis und gemeinsame Ziele, wird zu einer starken Kraft bei der Bewältigung der Herausforderungen der Parkinson-Krankheit. Denken Sie daran, dass jedes Mitglied eine einzigartige Rolle spielt und zu einem starken Netzwerk beiträgt, das Sie befähigt, jeden Tag belastbar zu meistern.

Stärkung durch Einheit: Patienteninteressengruppen in der Parkinson-Gemeinschaft

Patienteninteressengruppen fungieren als Leuchtfeuer der Verbindungen und Ressourcen innerhalb der Parkinson-Gemeinschaft und bieten ein Zugehörigkeitsgefühl und eine Fülle von Wissen. Begleiten Sie mich, während wir die Welt der Patientenvertretungen erkunden, ihre Bedeutung entschlüsseln und Sie durch die Schritte führen, um Verbindungen und Ressourcen zu finden.

Den Herzschlag von Interessengruppen verstehen

Patientenvertretungen sind wie Großfamilien, die Einzelpersonen auf ähnlichen Wegen zusammenbringen und so ein Unterstützungsnetzwerk schaffen, das über die Herausforderungen der Parkinson-Krankheit hinausgeht. Lassen Sie uns untersuchen, warum diese Gruppen wichtig sind und wie Sie ihren Reichtum an Verbindungen und Ressourcen nutzen können.

VERBINDUNG FINDEN: Eine unterstützende Umarmung

1. Gemeinsames Verständnis:

Warum: Patientenvertretungen bieten einen Raum, in dem Ihre Erfahrungen verstanden werden.

Wie: Beteiligen Sie sich an Diskussionen, teilen Sie Ihre Reise und hören Sie anderen zu. Erkennen Sie die roten Fäden, die Ihre Geschichten miteinander verbinden.

2. Gemeinschaftsanleihen:

Warum: Teil einer Gemeinschaft zu sein fördert das Gefühl der Zugehörigkeit und der gemeinsamen Stärke.

Wie: Nehmen Sie an Gruppenveranstaltungen teil, sei es persönlich oder virtuell. Nehmen Sie an Foren teil und vernetzen Sie sich mit Personen, die ähnliche Erfahrungen teilen.

3. Emotionale Unterstützung:

Warum: Die emotionale Unterstützung innerhalb von Interessengruppen kann in schwierigen Zeiten eine Lebensader sein.

Wie: Bitten Sie andere Mitglieder um Unterstützung. Teilen Sie Ihre Gedanken, Ängste und Erfolge mit und wissen Sie, dass Sie von einer Gemeinschaft umgeben sind, die sich um Sie kümmert.

ZUGRIFF AUF RESSOURCEN: Eine Fülle von Wissen

1. Informationsaustausch:

Warum: Interessengruppen sind Informationszentren, die Einblicke und Updates zum Thema Parkinson bieten.

Wie: Nehmen Sie aktiv an Gruppendiskussionen teil. Lassen Sie sich zu Behandlungsmöglichkeiten, aktuellen Forschungsergebnissen und praktischen Tipps für das tägliche Leben beraten.

2. Bildungschancen:

Warum: Interessengruppen veranstalten häufig Bildungsveranstaltungen, um den Mitgliedern Wissen zu vermitteln.

Wie: Nehmen Sie an Workshops, Webinaren oder Konferenzen teil, die von der Gruppe organisiert werden. Erweitern Sie Ihr Verständnis über Parkinson und bleiben Sie über die neuesten Entwicklungen informiert.

3. Advocacy-Initiativen:

Warum: Diese Gruppen setzen sich für die Parkinson-Gemeinschaft ein, beeinflussen die Politik und fördern das Bewusstsein.

Wie: Beteiligen Sie sich an Interessenvertretungsinitiativen. Nehmen Sie an Sensibilisierungskampagnen teil, teilen Sie Ihre Geschichte und tragen Sie zu den gemeinsamen Bemühungen bei, etwas zu bewirken.

Navigieren in Patientenvertretungsgruppen: Eine Schritt-für-Schritt-Anleitung

Schritt 1: Identifizieren Sie relevante Interessengruppen

Warum? Wenn Sie die richtige Interessenvertretung erkennen, können Sie Ihre Bedürfnisse mit der angebotenen Unterstützung in Einklang bringen.

Wie: Recherchieren Sie seriöse Parkinson-Interessengruppen. Berücksichtigen Sie Faktoren wie den Fokus der Gruppe, die Zugänglichkeit von Veranstaltungen und die von den Mitgliedern geteilten Erfahrungen.

Schritt 2: Machen Sie mit und stellen Sie sich vor

Warum? Durch den aktiven Beitritt lernen Sie die unterstützende Umgebung kennen und stärken Ihre Präsenz in der Community.

Wie: Verfolgen Sie den Beitrittsprozess der Gruppe, ob online oder über lokale Kapitel. Nehmen Sie sich einen Moment Zeit, um sich vorzustellen und etwas über Ihre Reise zu erzählen und darüber, was Sie sich von der Community erhoffen.

Schritt 3: Beteiligen Sie sich an Diskussionen und Veranstaltungen

Warum? Aktives Engagement fördert Verbindungen und hält Sie über wertvolle Ressourcen auf dem Laufenden.

Wie: Nehmen Sie an Gruppendiskussionen, Foren und Veranstaltungen teil. Nehmen Sie an Webinaren oder lokalen Treffen teil, um mit Mitgliedern in Kontakt zu treten und über relevante Informationen auf dem Laufenden zu bleiben.

Schritt 4: Unterstützung suchen und anbieten

Warum? Die Gegenseitigkeit der Unterstützung stärkt die Bindung zur Gemeinschaft.

Wie: Zögern Sie nicht, bei Bedarf Unterstützung in Anspruch zu nehmen. Bieten Sie auch anderen basierend auf Ihren Erfahrungen Unterstützung an. Das Geben und Nehmen baut ein unterstützendes Ökosystem auf.

Schritt 5: Entdecken Sie Advocacy-Initiativen

Warum? Durch die Beteiligung an Interessenvertretungsinitiativen können Sie zu positiven Veränderungen für die Parkinson-Gemeinschaft beitragen.

Wie: Behalten Sie die von der Gruppe organisierten Advocacy-Kampagnen im Auge. Tragen Sie Ihre Stimme bei, teilen Sie Ihre Geschichte und beteiligen Sie sich aktiv an Initiativen, die Ihren Werten entsprechen.

Patientenvertretungen sind nicht einfach nur Organisationen; Sie sind dynamische Gemeinschaften, die eine gemeinsame Reise der Ermächtigung anbieten. Denken Sie beim Betreten dieses unterstützenden Bereichs daran, dass Ihre Anwesenheit und Ihre Erfahrungen zur gemeinsamen Stärke der Parkinson-Gemeinschaft beitragen. In der Einheit liegt Stärke, und in Patientenvertretungen gibt es einen gemeinsamen Herzschlag, der von Widerstandsfähigkeit und Hoffnung geprägt ist.

Navigieren im Gespräch: Effektive Kommunikation auf der Parkinson-Reise

Kommunikation ist das Herzstück des Aufbaus von Verständnis, sei es mit Angehörigen oder Gesundheitsdienstleistern. Im Bereich der Parkinson-Krankheit wird die Formulierung Ihrer Bedürfnisse zu einer entscheidenden Fähigkeit. Begleiten Sie mich, wenn wir Kommunikationstipps erkunden und eine Roadmap vorstellen, die klar und mitfühlend ist und sowohl Sie als auch Ihr Support-Netzwerk stärkt.

Effektive Kommunikation ist eine Brücke, die Sie mit Ihren Lieben und Gesundheitsdienstleistern verbindet und ein gemeinsames Verständnis Ihrer Erfahrungen, Bedürfnisse und Wünsche fördert. Lassen Sie uns gemeinsam auf diese Reise gehen und einen Kommunikationsstil pflegen, der über die Herausforderungen der Parkinson-Krankheit hinausgeht.

KOMMUNIKATIONSTIPPS FÜR LIEBSTE MENSCHEN: Verständnis fördern

1. Offene Dialoge initiieren:

Warum : Offenheit legt den Grundstein für Verständnis.

Wie: Beginnen Sie Gespräche über Ihre Gefühle, Erfahrungen und etwaigen Herausforderungen, denen Sie möglicherweise aufgrund der Parkinson-Krankheit gegenüberstehen. Ermutigen Sie auch Ihre Lieben, ihre Gedanken und Sorgen mitzuteilen.

2. Erziehen, ohne zu überfordern:

Warum: Die Bereitstellung von Informationen trägt dazu bei, Missverständnisse auszuräumen.

Wie: Teilen Sie Bildungsressourcen über Parkinson auf leicht verständliche Weise. Konzentrieren Sie sich auf die wichtigsten Aspekte Ihrer Reise und seien Sie offen für die Beantwortung von Fragen.

3. Drücken Sie Ihre emotionalen Bedürfnisse aus:

Warum: Emotionale Unterstützung ist lebenswichtig.

Wie: Kommunizieren Sie Ihre emotionalen Bedürfnisse klar. Egal, ob Sie ein offenes Ohr, einen Moment des Verständnisses oder einfach jemanden zum Lachen brauchen, drücken Sie diese Bedürfnisse offen aus.

4. Verwenden Sie „Ich"-Aussagen:

Warum: „Ich"-Aussagen fördern die Eigenverantwortung für Gefühle.

Wie: Gestalten Sie Ihre Gedanken mit „Ich"-Aussagen, um Ihre Gefühle und Bedürfnisse auszudrücken. Sagen Sie zum Beispiel: „Ich fühle mich heute müde und könnte etwas Unterstützung gebrauchen", anstatt Schuldzuweisungen zu machen.

KOMMUNIKATIONSTIPPS FÜR GESUNDHEITSDIENSTLEISTER: Navigieren in der kollaborativen Pflege

1. Bereiten Sie sich auf Termine vor:

Warum: Durch Vorbereitung stellen Sie sicher, dass Sie Ihre Termine optimal nutzen.

Wie: Listen Sie Ihre Symptome, Fragen und Bedenken vor den Terminen auf. Dieser proaktive Ansatz hilft Ihnen, alle relevanten Themen während Ihrer Zeit beim Gesundheitsdienstleister abzudecken.

2. Seien Sie transparent bezüglich der Symptome:

Warum: Klarheit unterstützt eine genaue Diagnose und Behandlung.

Wie: Beschreiben Sie klar und deutlich Ihre Symptome, ihre Häufigkeit und alle Muster, die Sie beobachtet haben. Bieten Sie einen umfassenden Überblick über Ihre Erfahrungen, um den Gesundheitsdienstleister bei der Entscheidungsfindung zu unterstützen.

3. Stellen Sie Fragen und bitten Sie um Klarstellungen:

Warum: Es ist von entscheidender Bedeutung, dass Sie Ihren Behandlungsplan verstehen.

Wie: Zögern Sie nicht, Fragen zu Medikamenten, möglichen Nebenwirkungen und dem gesamten Behandlungsplan zu stellen. Bitten Sie um Klarstellungen, um sicherzustellen, dass Sie aktiv an Entscheidungen über Ihre Pflege beteiligt sind.

4. Teilen Sie Updates zu Lebensstiländerungen:

Warum: Änderungen des Lebensstils wirken sich auf Ihr Wohlbefinden aus.

Wie: Informieren Sie Ihren Arzt über alle Änderungen Ihres Lebensstils, wie z. B. Ernährungsumstellungen oder neue Trainingsroutinen. Diese Details tragen zu einem ganzheitlichen Verständnis Ihrer Gesundheit bei.

DAS GESPRÄCH FÜHREN: Ein schrittweiser Ansatz

Schritt 1: Selbstreflexion

Warum? Das Verständnis Ihrer eigenen Bedürfnisse gibt den Ton für eine effektive Kommunikation vor.

Wie: Denken Sie über Ihre emotionalen und körperlichen Bedürfnisse nach. Identifizieren Sie wichtige Aspekte, die Sie Ihren Lieben und Gesundheitsdienstleistern mitteilen möchten.

Schritt 2: Erstellen Sie einen Kommunikationsplan

Warum? Ein Plan stellt sicher, dass Sie bei Gesprächen alle wesentlichen Themen abdecken.

Wie: Listen Sie die wichtigsten Punkte auf, die Sie kommunizieren möchten. Dazu können Symptome, emotionale Bedürfnisse oder spezifische Fragen an Gesundheitsdienstleister gehören.

Schritt 3: Offene Dialoge initiieren

Warum? Offenheit fördert Verständnis und Empathie.
Wie: Beginnen Sie Gespräche mit Ihren Lieben über Ihre Parkinson-Reise. Ermutigen Sie sie, auch ihre Gedanken und Gefühle mitzuteilen.

Schritt 4: Üben Sie „Ich"-Aussagen

Warum? „Ich"-Aussagen fördern Eigenverantwortung und Klarheit.
Wie: Verwenden Sie „Ich"-Aussagen, um Ihre Gefühle und Bedürfnisse auszudrücken. Dies hilft, Missverständnisse zu vermeiden und fördert eine unterstützende Atmosphäre.

Schritt 5: Bereiten Sie sich auf Termine im Gesundheitswesen vor

Warum? Vorsorge gewährleistet eine effektive Kommunikation mit Gesundheitsdienstleistern.

Wie: Listen Sie Symptome, Fragen und Bedenken vor Terminen auf. Dieser proaktive Ansatz stellt sicher, dass Sie bei Ihren Terminen alle relevanten Themen ansprechen.

Schritt 6: Seien Sie transparent und suchen Sie nach Klarstellungen

Warum? Klarheit unterstützt genaue Diagnose- und Behandlungsentscheidungen.

Wie: Beschreiben Sie den Gesundheitsdienstleistern die Symptome klar und stellen Sie Fragen zu Ihrem Behandlungsplan. Bitten Sie um Klärung, um sich aktiv an Entscheidungen über Ihre Pflege zu beteiligen.

Schritt 7: Teilen Sie Lifestyle-Updates

Warum? Änderungen des Lebensstils wirken sich auf Ihr Wohlbefinden aus und sollten kommuniziert werden.

Wie: Informieren Sie Gesundheitsdienstleister über alle von Ihnen vorgenommenen Änderungen Ihres Lebensstils. Diese Details tragen zu einem ganzheitlichen Verständnis Ihrer Gesundheit bei.

Im Bereich der Parkinson-Krankheit ist effektive Kommunikation nicht nur eine Fähigkeit; Es ist ein leistungsstarkes Werkzeug zur Stärkung. Denken Sie bei Gesprächen mit Angehörigen und Gesundheitsdienstleistern daran, dass Ihre Stimme zählt. Jeder Austausch ist eine Gelegenheit, das Verständnis zu fördern, Verbindungen zu stärken und eine gemeinsame Reise zum Wohlbefinden zu gestalten.

Navigieren in emotionalen Gewässern: Umgang mit psychischen Gesundheitsproblemen auf der Parkinson-Reise

Das emotionale Terrain einer Parkinson-Erkrankung kann eine Herausforderung sein, und das Erkennen und Ansprechen psychischer Probleme ist ein entscheidender Aspekt des ganzheitlichen Wohlbefindens.

Begleiten Sie mich, wenn wir uns auf eine klare und mitfühlende Weise mit der Komplexität des Umgangs mit Angstzuständen, Depressionen und anderen emotionalen Herausforderungen befassen und sowohl Sie als auch Ihr Unterstützungsnetzwerk stärken.

Die emotionale Landschaft verstehen

Emotionales Wohlbefinden ist ein wesentlicher Bestandteil der Parkinson-Reise. Der Umgang mit Angstzuständen, Depressionen und anderen psychischen Problemen erfordert einen differenzierten Ansatz, der die einzigartigen Aspekte des Lebens mit Parkinson berücksichtigt. Lassen Sie uns Strategien erkunden, die die Widerstandsfähigkeit fördern und das geistige Wohlbefinden fördern.

Angstbewältigung: Ein Schritt zur Ruhe

1. Auslöser identifizieren:
Warum: Das Verständnis der Auslöser hilft bei der proaktiven Bewältigung von Angstzuständen.
Wie: Denken Sie über Situationen oder Faktoren nach, die zur Angst beitragen. Dieses Selbstbewusstsein ist der erste Schritt zur Entwicklung von Bewältigungsstrategien.

2. Atemübungen:
Warum: Kontrolliertes Atmen kann Angstsymptome lindern.
Wie: Machen Sie Atemübungen. Atmen Sie langsam ein, halten Sie die Luft einige Sekunden lang gedrückt und atmen Sie dann allmählich aus. Diese einfache Technik kann dabei helfen, das Gefühl der Ruhe wiederherzustellen.

3. Achtsamkeitspraktiken:

Warum: Achtsamkeit fördert das Bewusstsein für den gegenwärtigen Moment und reduziert Ängste.

Wie: Nehmen Sie an Achtsamkeitsaktivitäten wie Meditation oder achtsamem Gehen teil. Diese Übungen verankern Ihren Fokus in der Gegenwart und lindern ängstliche Gedanken.

4. Erstellen Sie ein Support-System:

Warum: Das Teilen von Gefühlen verringert die Belastung.

Wie: Sprechen Sie Ihre Ängste gegenüber vertrauenswürdigen Angehörigen an. Zu wissen, dass Sie über ein Unterstützungssystem verfügen, kann Trost und Verständnis vermitteln.

NAVIGATION DER DEPRESSION: Licht in der Dunkelheit finden

1. Richten Sie eine Routine ein:

Warum: Routine fördert ein Gefühl der Stabilität.

Wie: Erstellen Sie einen Tagesplan mit Aktivitäten, die Ihnen Spaß machen. Diese Struktur kann ein Gefühl der Zielstrebigkeit vermitteln und zur Stimmungsverbesserung beitragen.

2. Körperliche Aktivität:

Warum: Sport setzt Endorphine frei und verbessert die Stimmung.

Wie: Nehmen Sie an Aktivitäten wie Gehen, sanftem Yoga oder maßgeschneiderten Übungen teil. Finden Sie Aktivitäten, die Freude bereiten und zum allgemeinen Wohlbefinden beitragen.

3. Soziale Kontakte knüpfen:

Warum: Soziale Verbindungen wirken dem Gefühl der Isolation entgegen.

Wie: Pflegen Sie soziale Verbindungen, sei es durch persönliche oder virtuelle Interaktionen. Teilen Sie Ihre Erfahrungen mit Freunden oder schließen Sie sich Selbsthilfegruppen an, um das Zugehörigkeitsgefühl zu fördern.

4. Professionelle Unterstützung:

Warum: Professionelle Hilfe zu suchen ist ein Zeichen von Stärke.

Wie: Konsultieren Sie einen Psychologen, beispielsweise einen Psychologen oder Berater. Sie können maßgeschneiderte Strategien zur Bewältigung von Depressionen bereitstellen und Unterstützung anbieten.

SEX & INTIMITÄT ANSPRECHEN: *Verbindungen fördern*

1. Offene Kommunikation:

Warum: Kommunikation ist der Schlüssel zur Aufrechterhaltung der Intimität.

Wie: Beginnen Sie mit Ihrem Partner ein offenes Gespräch über Ihre Gefühle, Sorgen und Wünsche. Schaffen Sie einen sicheren Raum zum Ausdruck von Emotionen.

2. Anpassen und Erkunden:

Warum: Anpassung fördert anhaltende Intimität.

Wie: Entdecken Sie verschiedene Möglichkeiten, Intimität zu erleben, die körperliche Veränderungen berücksichtigen. Konzentrieren Sie sich auf emotionale Verbindung und gemeinsame Momente der Nähe.

3. Beziehen Sie medizinisches Fachpersonal ein:

Warum: Medizinischer Rat kann Orientierung bieten.

Wie : Wenn körperliche Herausforderungen die Intimität beeinträchtigen, wenden Sie sich an medizinisches Fachpersonal. Sie können Ratschläge geben, Spezialisten empfehlen oder Strategien zur Lösung spezifischer Probleme vorschlagen.

FÜHRUNG DURCH EMOTIONALE HERAUSFORDERUNGEN: Ein schrittweiser Ansatz

Schritt 1: Selbstreflexion

Warum? Das Verständnis Ihres emotionalen Zustands ist die Grundlage für ein effektives Management.

Wie: Denken Sie über Ihr emotionales Wohlbefinden nach. Identifizieren Sie spezifische Bedenken wie Angstzustände, Depressionen oder Herausforderungen im Zusammenhang mit Intimität.

Schritt 2: Identifizieren Sie Auslöser und Bedenken

Warum? Die Identifizierung von Auslösern bietet Einblick in mögliche Bewältigungsstrategien.
Wie: Listen Sie Situationen oder Faktoren auf, die zu Angstzuständen, Depressionen oder Bedenken im Zusammenhang mit Intimität beitragen. Dieses Selbstbewusstsein hilft bei der Entwicklung zielgerichteter Ansätze.

Schritt 3: Beschäftigen Sie sich mit Bewältigungsstrategien

Warum? Durch die Implementierung von Bewältigungsstrategien können Sie emotionale Herausforderungen meistern.

Wie: Machen Sie Atemübungen, nehmen Sie an Achtsamkeitsübungen teil, etablieren Sie Routinen und integrieren Sie körperliche Aktivitäten. Führen Sie diese Strategien nach und nach in Ihren Alltag ein.

Schritt 4: Offen kommunizieren

Warum? Offene Kommunikation stärkt Beziehungen und fördert das Verständnis.

Wie: Beginnen Sie ehrliche Gespräche mit Ihren Lieben über Ihren emotionalen Zustand. Teilen Sie Ihre Gedanken, Sorgen und Gefühle im Zusammenhang mit Angstzuständen, Depressionen oder Intimität mit. Schaffen Sie ein unterstützendes Umfeld für den Dialog.

Schritt 5: Suchen Sie professionelle Unterstützung

Warum? Professionelle Beratung erhöht die Wirksamkeit von Bewältigungsstrategien.

Wie: Wenden Sie sich an Fachkräfte für psychische Gesundheit, um personalisierte Strategien zu erhalten. Wenn Bedenken hinsichtlich der Intimität bestehen, ziehen Sie medizinisches Fachpersonal hinzu, das auf die Behandlung solcher Probleme spezialisiert ist.

Schritt 6: Erkunden und anpassen

Warum? Anpassung ist der Schlüssel zur Aufrechterhaltung des Wohlbefindens angesichts von Herausforderungen.
Wie: Entdecken Sie neue Aktivitäten, passen Sie Routinen an und erwägen Sie verschiedene Ansätze zur Aufrechterhaltung des emotionalen und körperlichen Wohlbefindens. Nehmen Sie Veränderungen als dynamischen Teil Ihrer Reise an.

Schritt 7: Soziale Verbindungen fördern

Warum? Soziale Kontakte wirken dem Gefühl der Isolation entgegen und tragen zum allgemeinen Wohlbefinden bei.
Wie: Nehmen Sie aktiv an sozialen Interaktionen teil. Pflegen Sie Kontakte zu Freunden, Familie und Selbsthilfegruppen. Teilen Sie Erfahrungen und erhalten Sie Unterstützung von anderen, die Ihre Reise verstehen.

Die Bewältigung emotionaler Herausforderungen auf der Parkinson-Reise erfordert eine Mischung aus Selbstbewusstsein, Bewältigungsstrategien und offener Kommunikation. Denken Sie bei diesem Prozess daran, dass die Suche nach Unterstützung eine Stärke ist und dass jeder Schritt, den Sie in Richtung emotionales Wohlbefinden unternehmen, ein Beweis für Ihre Widerstandsfähigkeit ist.

KAPITEL 6

Gut leben, nicht nur verwalten: Definieren Sie Ihre Lebensqualität neu

---

Den Fortschritt annehmen: Realistische Ziele setzen und kleine Siege feiern

Auf dem Weg zum Leben mit der Parkinson-Krankheit können das Setzen realistischer Ziele und das Feiern kleiner Erfolge wirkungsvolle Instrumente sein, um die Motivation aufrechtzuerhalten, das Selbstvertrauen zu stärken und Erfolgserlebnisse zu fördern. Lassen Sie uns praktische Strategien zum Setzen von Zielen, zum Verfolgen von Fortschritten und zum Bewältigen jedes Schritts nach vorne mit Begeisterung und Belastbarkeit auf klare, nachvollziehbare und ansprechende Weise erkunden.

Schritt 1: Definieren Sie Ihre Ziele

Warum? Das Setzen klarer Ziele gibt Ihrer Parkinson-Reise eine Richtung und einen Sinn.

Wie: Beginnen Sie damit, über Ihre Ziele und Prioritäten nachzudenken. Was hoffen Sie in verschiedenen Aspekten Ihres Lebens zu erreichen, z. B. körperliche Gesundheit, emotionales Wohlbefinden, Beziehungen, Hobbys oder persönliche Entwicklung? Schreiben Sie ***spezifische*** , ***messbare*** , ***erreichbare*** , ***relevante*** und ***terminierte*** (SMART) Ziele auf, die mit Ihren Werten und Interessen übereinstimmen.

Schritt 2: Ziele in überschaubare Schritte aufteilen

Warum? Durch die Unterteilung von Zielen in kleinere Schritte werden diese leichter erreichbar und überschaubar.

Wie: Sobald Sie Ihre übergeordneten Ziele definiert haben, identifizieren Sie die spezifischen Maßnahmen oder Meilensteine, die zur Erreichung dieser Ziele erforderlich sind. Teilen Sie jedes Ziel in kleinere, umsetzbare Schritte auf, die Sie problemlos in Ihren Alltag integrieren können. Wenn Ihr Ziel beispielsweise darin besteht, Ihre Mobilität zu verbessern, könnten kleinere Schritte darin bestehen, regelmäßige Physiotherapiesitzungen zu planen, tägliche Übungen zu machen oder mehr Bewegung in Ihre täglichen Aktivitäten zu integrieren.

Schritt 3: Fortschritte verfolgen und Ziele anpassen

Warum? Durch die Überwachung des Fortschritts bleiben Sie auf dem Laufenden und können unterwegs notwendige Anpassungen vornehmen.

Wie: Führen Sie ein Tagebuch oder verwenden Sie eine Zielverfolgungs-App, um Ihre Fortschritte regelmäßig aufzuzeichnen. Feiern Sie die Vollendung jedes kleinen Schritts und nehmen Sie alle Rückschläge oder Herausforderungen mit Mitgefühl und Belastbarkeit an. Überprüfen Sie Ihre Ziele regelmäßig und passen Sie sie bei Bedarf an Ihre sich entwickelnden Bedürfnisse, Prioritäten und Fähigkeiten an.

Schritt 4: Kleine Siege feiern

Warum? Das Feiern kleiner Siege steigert die Moral, steigert die Motivation und verstärkt positive Verhaltensweisen.

Wie: Nehmen Sie sich die Zeit, jede kleine Errungenschaft anzuerkennen und zu feiern, egal wie unbedeutend sie auch erscheinen mag. Ganz gleich, ob es darum geht, ein anspruchsvolles Trainingsprogramm zu absolvieren, einen persönlichen Meilenstein zu erreichen oder ein Symptom erfolgreich zu bewältigen – finden Sie Möglichkeiten, sich selbst zu belohnen und Dankbarkeit für Ihre Fortschritte auszudrücken. Teilen Sie Ihre Erfolge mit Ihren Lieben oder Selbsthilfegruppen, um die Freude und Ermutigung zu verstärken.

Schritt 5: Kultivieren Sie eine Wachstumsmentalität

Warum? Eine wachstumsorientierte Denkweise fördert die Widerstandsfähigkeit und Anpassungsfähigkeit angesichts von Herausforderungen.

Wie: Seien Sie davon überzeugt, dass Herausforderungen und Rückschläge Chancen für Wachstum und Lernen bieten. Betrachten Sie Hindernisse als vorübergehende Rückschläge und nicht als unüberwindbare Barrieren. Üben Sie Selbstmitgefühl und positive Selbstgespräche und begreifen Sie Rückschläge als Gelegenheiten zum Lernen, Wachsen und Verbessern.

Schritt 6: Ziele nach Bedarf anpassen

Warum? Flexibilität und Anpassungsfähigkeit sind unerlässlich, um die Höhen und Tiefen des Lebens mit Parkinson zu meistern.

Wie: Seien Sie offen dafür, Ihre Ziele und Erwartungen anzupassen, wenn sich Ihre Umstände ändern. Erkennen Sie, dass der Fortschritt nicht immer einem linearen Weg folgt und dass Rückschläge ein natürlicher Teil der Reise sind. Bleiben Sie flexibel, belastbar und konzentrieren Sie sich auf kontinuierliche Verbesserung statt auf Perfektion.

Schritt 7: Suche nach Unterstützung und Verantwortung

Warum? Die Unterstützung anderer kann Ermutigung, Motivation und Verantwortung vermitteln.
Wie: Teilen Sie Ihre Ziele mit vertrauenswürdigen Freunden, Familienmitgliedern oder Selbsthilfegruppen. Suchen Sie Ermutigung, Rat und Verantwortung von Personen, die Ihre Reise verstehen und unterstützen. Erwägen Sie die Zusammenarbeit mit einem Coach, Mentor oder Verantwortungspartner, um motiviert und engagiert für Ihre Ziele zu bleiben.

Das Setzen realistischer Ziele und das Feiern kleiner Erfolge sind wesentliche Maßnahmen zur Förderung der Belastbarkeit, zur Aufrechterhaltung der Motivation und zur Steigerung des Wohlbefindens angesichts der Parkinson-Krankheit. Indem Sie klare Ziele definieren, diese in überschaubare Schritte unterteilen, Fortschritte verfolgen, Erfolge feiern, eine Wachstumsmentalität pflegen und

Unterstützung suchen, können Sie jeden Schritt vorwärts mit Begeisterung und Belastbarkeit angehen.

Freude wiederentdecken: Hobbys und Aktivitäten auf der Parkinson-Reise anpassen

Die Ausübung von Hobbys und Aktivitäten nimmt einen besonderen Platz in unserem Leben ein und ist eine Quelle der Freude, des Sinns und der Erfüllung. Im Kontext der Parkinson-Krankheit wird die Anpassung dieser Leidenschaften zu einer Erforschung von Belastbarkeit und Kreativität. Lassen Sie uns gemeinsam auf eine Reise gehen und praktische Strategien entdecken, wie Sie Ihre Lieblingsbeschäftigungen auf eine Art und Weise umsetzen können, die mit der Realität des Lebens mit Parkinson übereinstimmt.

Hobbys neu denken: Ein persönliches und transformatives Abenteuer

Bei der Anpassung von Hobbys und Aktivitäten angesichts der Parkinson-Krankheit geht es darum, die Freude wiederzuentdecken, die Verbindung zu den Dingen aufrechtzuerhalten, die Erfüllung bringen, und neue Wege zu finden, seine Leidenschaften auszudrücken.

Schritt 1: Über Ihre Leidenschaften nachdenken

Warum? Durch Reflexion können Sie die Kernelemente Ihrer Leidenschaften und Hobbys identifizieren.

Wie: Nehmen Sie sich einen Moment Zeit, um über die Aktivitäten nachzudenken, die Ihnen im Laufe Ihres Lebens Freude und Erfüllung gebracht haben.

Welche Aspekte dieser Beschäftigungen finden bei Ihnen am meisten Anklang? Ganz gleich, ob es sich um den kreativen Ausdruck, die körperliche Bewegung oder die soziale Verbindung handelt: Das Verständnis der Essenz Ihrer Leidenschaften ist der erste Schritt, um sie an Ihre aktuellen Umstände anzupassen.

Schritt 2: Identifizieren von Anpassungen und Modifikationen

Warum? Das Erkennen von Anpassungen stellt sicher, dass Ihre Hobbys zugänglich und unterhaltsam bleiben.

Wie: Überlegen Sie, wie Sie Ihre Lieblingsaktivitäten anpassen können, um körperlichen oder kognitiven

Veränderungen im Zusammenhang mit Parkinson Rechnung zu tragen. Wenn Sie beispielsweise gerne malen, die Feinmotorik jedoch eine Herausforderung darstellt, probieren Sie größere Pinsel oder anpassungsfähige Werkzeuge aus. Wenn Gartenarbeit Ihre Leidenschaft ist, Mobilität aber ein Problem darstellt, sollten Sie Hochbeete oder Containergärtnern in Betracht ziehen.

Schritt 3: Neue Wege erkunden

Warum? Das Erkunden neuer Wege bringt Abwechslung und Spannung in Ihre angepassten Hobbys.
Wie: Seien Sie offen für die Erkundung neuer Aspekte Ihrer Leidenschaften. Wenn Sie Musik lieben, aber das Spielen von Instrumenten zu einer Herausforderung wird, sollten Sie darüber nachdenken, Musik zu lernen, zu singen oder sogar mit digitaler Musiksoftware zu experimentieren. Der Schlüssel liegt darin, den Geist Ihrer Leidenschaften zu bewahren und gleichzeitig frische und zugängliche Ansätze zu verfolgen.

Schritt 4: Sich an sozialen Hobbys beteiligen

Warum? Soziales Engagement ist ein entscheidender Bestandteil des Wohlbefindens.

Wie: Wenn Ihre Hobbys soziale Interaktion beinhalten, wie z. B. Buchclubs, Kunstkurse oder Spieleabende, finden Sie Möglichkeiten, diese Aktivitäten für ein optimales Vergnügen anzupassen. Erwägen Sie virtuelle Optionen, flexible Zeitpläne oder kleinere Gruppen, um Ihren Bedürfnissen und Vorlieben gerecht zu werden.

Schritt 5: Achtsames Genießen

Warum? Achtsamer Genuss sorgt dafür, dass Ihre angepassten Hobbys zu Momenten der Präsenz und Erfüllung werden.

Wie: Gehen Sie Ihre angepassten Hobbys achtsam an und konzentrieren Sie sich auf die Freude und Zufriedenheit, die sie mit sich bringen, und nicht auf irgendwelche Einschränkungen. Seien Sie ganz präsent bei dem Erlebnis, genießen Sie jeden Moment und schätzen Sie die positiven Auswirkungen, die diese Aktivitäten auf Ihr allgemeines Wohlbefinden haben.

Schritt 6: Suche nach Unterstützung und Kontakt

Warum? Gemeinsame Erfahrungen und Unterstützung steigern die Freude an angepassten Hobbys.

Wie: Vernetzen Sie sich mit anderen, die ähnliche angepasste Hobbys teilen, oder erkunden Sie Selbsthilfegruppen, die sich speziell auf kreative Anpassungen konzentrieren. Teilen Sie Ihre Erfahrungen, lernen Sie von anderen und bauen Sie eine unterstützende Gemeinschaft auf, die den einzigartigen Weg der Anpassung von Leidenschaften im Zusammenhang mit Parkinson versteht.

Schritt 7: Meilensteine und Fortschritte feiern

Warum? Das Feiern von Meilensteinen verstärkt den positiven Einfluss angepasster Hobbys auf Ihr Wohlbefinden.

Wie: Erkennen und feiern Sie die Fortschritte, die Sie bei der Anpassung und Freude an Ihren Hobbys machen. Ganz gleich, ob es darum geht, ein Projekt abzuschließen, eine neue Fähigkeit zu erlernen oder einfach wieder Freude an einer vertrauten Aktivität zu finden: Nehmen Sie sich Zeit, über Ihre Erfolge nachzudenken und teilen Sie diese Erfolge mit Ihrem Support-Netzwerk.

Die Anpassung von Hobbys und Aktivitäten angesichts der Parkinson-Krankheit bedeutet keine Abkehr von der Freude; Es ist eine dynamische und kreative Erkundung Ihrer Leidenschaften. Indem Sie über Ihre Kerninteressen nachdenken, Anpassungen erkennen, neue Wege erkunden, sich sozial engagieren, Achtsamkeit annehmen, Unterstützung suchen und Meilensteine feiern, weben Sie einen Teppich der Freude, der die Belastbarkeit und Kreativität in Ihnen widerspiegelt.

Navigieren auf der Reise: Reisetipps für den Parkinson-Entdecker

Sich auf eine Reise zu begeben, ob nah oder fern, ist eine wunderbare Unternehmung, die für jeden zugänglich und angenehm sein sollte, auch für Menschen mit Parkinson. Lassen Sie uns in dieser Untersuchung von Reisetipps auf praktische Strategien und durchdachte Überlegungen eingehen, die Ihre Reiseerlebnisse nicht nur möglich, sondern auch bereichernd und unvergesslich machen können.

VORBEREITUNG AUF DAS ABENTEUER: Eine Schritt-für-Schritt-Anleitung zum Reisen mit Parkinson

Reisen mit Parkinson erfordern etwas mehr Planung und Überlegung, aber mit den richtigen Vorbereitungen können Sie die Freude am Entdecken freisetzen und bleibende Erinnerungen schaffen.

Schritt 1: Bewerten Sie Ihr Komfortniveau

__Warum?__ Das Verständnis Ihres Komfortniveaus bildet die Grundlage für eine angenehme Reise.

__Wie:__ Reflektieren Sie Ihre aktuellen körperlichen und kognitiven Fähigkeiten. Berücksichtigen Sie Faktoren wie Mobilität, Gleichgewicht, Ausdauer und alle spezifischen Symptome, die bei Ihnen auftreten können. Diese Selbsteinschätzung hilft Ihnen dabei, Ihre Reisepläne an Ihre individuellen Bedürfnisse und Vorlieben anzupassen.

Schritt 2: Geeignete Reiseziele auswählen

__Warum?__ Die Auswahl von Reisezielen, die Ihren Bedürfnissen entsprechen, verbessert das gesamte Reiseerlebnis.

__Wie:__ Recherchieren und wählen Sie Reiseziele aus, die Zugänglichkeit, medizinische Einrichtungen und Annehmlichkeiten bieten, die Ihren Anforderungen entsprechen. Berücksichtigen Sie Faktoren wie Klima, Höhe und Gelände und entscheiden Sie sich für Orte mit einer Reihe von Aktivitäten, die Ihren Interessen und Fähigkeiten entsprechen.

Schritt 3: Vorausplanung für Unterkünfte

Warum? Eine durchdachte Unterkunftsplanung sorgt für einen komfortablen und angenehmen Aufenthalt.

Wie: Kontaktieren Sie Hotels oder Unterkünfte im Voraus, um Ihre spezifischen Bedürfnisse zu besprechen. Erkundigen Sie sich nach Barrierefreiheitsmerkmalen wie Rampen, Aufzügen oder Zimmern im Erdgeschoss. Kommunizieren Sie alle spezifischen Wünsche im Zusammenhang mit Parkinson-Symptomen und sorgen Sie so für einen angenehmeren und stressfreien Aufenthalt.

Schritt 4: Packen Sie das Nötigste für Komfort und Sicherheit ein

Warum? Das Packen von Essentials stellt sicher, dass Sie alles dabei haben, was Sie für eine reibungslose und sichere Reise benötigen.

Wie: Erstellen Sie eine umfassende Packliste, die Medikamente, medizinische Versorgung, bequeme Kleidung und eventuell benötigte Mobilitätshilfen enthält. Tragen Sie eine Kopie Ihrer medizinischen Daten, einschließlich einer Liste der Medikamente und Notfallkontakte, bei sich, um sie bei Bedarf den medizinischen Fachkräften zur Verfügung zu stellen.

Schritt 5: Planen Sie Ihre Reiseroute sorgfältig

Warum? Eine gut geplante Reiseroute maximiert den Genuss und minimiert gleichzeitig den Stress.

Wie: Planen Sie Ihre täglichen Aktivitäten unter Berücksichtigung von Pausen und Ausfallzeiten. Sorgen Sie für Flexibilität in Ihrem Zeitplan, um auf unerwartete Änderungen oder Schwankungen Ihres Energieniveaus reagieren zu können. Erwägen Sie kürzere, gemütlichere Ausflüge, um ein entspannteres Tempo zu gewährleisten.

Schritt 6: Hydratisiert und gut genährt bleiben

Warum? Die richtige Flüssigkeitszufuhr und Ernährung tragen zum allgemeinen Wohlbefinden während der Reise bei.

Wie: Achten Sie auf Ihre Wasseraufnahme und nehmen Sie eine wiederverwendbare Wasserflasche mit, um die Flüssigkeitszufuhr während der gesamten Reise sicherzustellen. Planen Sie regelmäßige, ausgewogene Mahlzeiten ein und fügen Sie Snacks hinzu, die Ihren Ernährungsvorlieben und -beschränkungen entsprechen.

Schritt 7: Reisebegleiter informieren und Hilfe einholen

Warum? Kommunikation und Unterstützung durch Reisebegleiter verbessern das gesamte Reiseerlebnis.

Wie: Informieren Sie Ihre Reisebegleiter über Ihre spezifischen Bedürfnisse und Vorlieben. Besprechen Sie bei Bedarf einen Hilfsplan, sei es beim Navigieren in überfüllten Gebieten, beim Helfen mit dem Gepäck oder bei der Bereitstellung emotionaler Unterstützung. Eine offene Kommunikation stellt sicher, dass alle auf dem gleichen Stand sind und trägt zu einer angenehmeren Reise bei.

Schritt 8: Achtsame Momente während der Reise genießen

Warum? Achtsamkeit steigert das Reiseerlebnis, indem sie Präsenz und Wertschätzung fördert.

Wie: Nehmen Sie sich Zeit, um die Schönheit Ihrer Umgebung zu genießen, sich mit der lokalen Kultur zu verbinden und sich an Aktivitäten zu beteiligen, die Ihnen Freude bereiten. Auch achtsame Übungen wie tiefes Atmen oder kurze Meditationssitzungen können zu einem Gefühl der Ruhe und des Wohlbefindens während Ihrer Reise beitragen.

Schritt 9: Auf medizinische Notfälle vorbereitet sein

Warum? Die Vorbereitung auf medizinische Notfälle gibt Sicherheit.

Wie: Nehmen Sie eine kleine Reiseapotheke mit den wichtigsten Medikamenten, Erste-Hilfe-Artikeln und allen notwendigen medizinischen Unterlagen mit. Machen Sie sich mit den örtlichen Gesundheitseinrichtungen an Ihrem Zielort vertraut und erstellen Sie einen Plan, um bei Bedarf medizinische Hilfe in Anspruch zu nehmen.

Schritt 10: Über die Reise nachdenken und Erfahrungen feiern

Warum? Nachdenken und Feiern tragen zum allgemeinen Vergnügen und zur positiven Wirkung Ihrer Reiseerlebnisse bei.

Wie: Nehmen Sie sich Zeit, über die Momente der Freude, die Menschen, die Sie getroffen haben, und die Orte, die Sie erkundet haben, nachzudenken. Feiern Sie die Belastbarkeit und Anpassungsfähigkeit, die es Ihnen ermöglicht haben, diese Reise mit Parkinson anzutreten, und würdigen Sie das persönliche Wachstum und die Bereicherung, die Sie durch diese Erfahrung gewonnen haben.

Beim Reisen mit Parkinson geht es nicht nur darum, ein Ziel zu erreichen; Es geht darum, die Reise mit Achtsamkeit, Anpassungsfähigkeit und Freude anzunehmen. Indem Sie Ihr Wohlbefinden beurteilen, geeignete Reiseziele auswählen,

Unterkünfte planen, das Nötigste einpacken, Ihre Reiseroute bewusst planen, ausreichend Flüssigkeit zu sich nehmen, Reisebegleiter informieren, Achtsamkeit an den Tag legen, sich auf Notfälle vorbereiten und über die Reise nachdenken, können Sie die Schönheit des Reisens mit Parkinson entdecken Schaffen Sie wertvolle Erinnerungen, die ein Leben lang anhalten.

Verbindungen pflegen: Herausforderungen in Intimität und Beziehungen meistern

Der Umgang mit Intimität und Beziehungen während des Lebens mit der Parkinson-Krankheit ist eine Reise voller einzigartiger Herausforderungen und Wachstumschancen. In dieser Erkundung werde ich mich mit praktischen Strategien und tief empfundenen Erkenntnissen befassen, die Ihnen dabei helfen, Verbindungen zu fördern, Beziehungen zu stärken und Intimität mit Selbstvertrauen und Belastbarkeit anzunehmen.

Umfassende Verbindung: Eine persönliche Erkundung von Intimität und Beziehungen

Intimität und Beziehungen sind integrale Aspekte unseres Lebens und bieten Trost, Unterstützung und Freude. Doch wenn Parkinson ins Spiel kommt, kann die Aufrechterhaltung dieser Verbindungen Hürden darstellen, die Verständnis, Geduld und Anpassungsfähigkeit erfordern.

Den Einfluss von Parkinson auf Beziehungen verstehen

Das Leben mit Parkinson kann sich auf verschiedene Aspekte der Intimität und Beziehungen auswirken, von körperlichen Veränderungen bis hin zu emotionalen Veränderungen. Symptome wie Zittern, Steifheit und Müdigkeit können die körperliche Intimität beeinträchtigen, während Stimmungsschwankungen und kognitive Veränderungen emotionale Verbindungen beeinflussen können.

Schritt 1: Öffnen Sie die Kommunikation

Warum? Kommunikation bildet die Grundlage gesunder Beziehungen.

Wie: Fördern Sie eine offene und ehrliche Kommunikation mit Ihrem Partner über Ihre Gefühle, Bedürfnisse und Sorgen im Zusammenhang mit Parkinson. Schaffen Sie einen sicheren Raum für Sie beide, in dem Sie sich ohne Urteil oder Angst ausdrücken können. Besprechen Sie, wie sich Parkinson auf Ihre Intimität auswirken könnte, und erkunden Sie Möglichkeiten, sich gemeinsam anzupassen.

Schritt 2: Informieren Sie Ihren Partner

Warum? Bildung fördert Verständnis und Empathie.

Wie: Teilen Sie Ihrem Partner Informationen über Parkinson mit, einschließlich Symptomen, Behandlungsmöglichkeiten und möglichen Herausforderungen. Ermutigen Sie sie, Fragen zu stellen und nach Ressourcen zu suchen, um ihr Verständnis darüber zu vertiefen, wie sich Parkinson auf Ihre Beziehung auswirken kann. Wissen kann dazu beitragen, Missverständnisse auszuräumen und mehr Empathie und Unterstützung zu fördern.

Schritt 3: Körperliche Intimität annehmen

Warum? Körperliche Intimität ist ein wichtiger Aspekt romantischer Beziehungen.

Wie: Entdecken Sie Möglichkeiten, die körperliche Intimität an die Herausforderungen anzupassen, die die Parkinson-Symptome mit sich bringen. Experimentieren Sie mit verschiedenen Positionen, Schritten und Techniken, die das Unbehagen minimieren und das Vergnügen für beide Partner maximieren. Denken Sie daran, dass Intimität über sexuelle Aktivitäten hinausgeht und zärtliche Berührungen, Kuscheln und nicht-sexuelle körperliche Nähe umfassen kann.

Schritt 4: Emotionale Verbindung pflegen

Warum? Emotionale Verbindung stärkt die Bindung zwischen Partnern.

Wie: Nehmen Sie an Aktivitäten teil, die emotionale Intimität fördern, wie zum Beispiel bedeutungsvolle Gespräche, gemeinsame Hobbys und freundliche und wertschätzende Handlungen. Üben Sie aktives Zuhören und Einfühlungsvermögen und bestätigen Sie die Gefühle und Erfahrungen des anderen. Finden Sie Momente, in denen Sie sich auf einer tieferen Ebene verbinden und Ihre Liebe und Wertschätzung füreinander zum Ausdruck bringen können.

Schritt 5: Gemeinsam Unterstützung suchen

Warum? Die gegenseitige Unterstützung und die Unterstützung externer Ressourcen können Ihre Beziehung stärken.

Wie: Nehmen Sie gemeinsam an Selbsthilfegruppen oder Beratungssitzungen teil, um Erkenntnisse, Bewältigungsstrategien und ein Gemeinschaftsgefühl von anderen zu gewinnen, die vor ähnlichen Herausforderungen stehen. Stützen Sie sich aufeinander, um in schwierigen Zeiten emotionale Unterstützung zu erhalten, und feiern Sie gemeinsam Siege, egal wie klein sie auch sein mögen. Denken

Sie daran, dass Sie ein Team sind und Parkinson gemeinsam bekämpfen.

Schritt 6: Pflegen Sie die Verbindung über Ihren Partner hinaus

Warum? Die Verbindung mit anderen bereichert Ihr Leben und stärkt Ihr Unterstützungsnetzwerk.

Wie: Pflegen Sie Kontakte zu Freunden, Familienmitgliedern und Community-Gruppen, um ein vielfältiges Unterstützungsnetzwerk sicherzustellen. Nehmen Sie gemeinsam an sozialen Aktivitäten wie Gruppenausflügen, Spieleabenden oder ehrenamtlicher Arbeit teil. Die Stärkung von Verbindungen außerhalb Ihrer romantischen Beziehung kann zusätzliche Quellen der Unterstützung und Erfüllung bieten.

Schritt 7: Anpassungsfähigkeit und Belastbarkeit fördern

Warum? Anpassungsfähigkeit und Belastbarkeit sind wesentliche Eigenschaften, um Herausforderungen gemeinsam zu meistern.

Wie: Gehen Sie die Parkinson-Krankheit als eine gemeinsame Reise an und berücksichtigen Sie dabei, dass sich beide

Partner möglicherweise im Laufe der Zeit anpassen und weiterentwickeln müssen. Nutzen Sie Flexibilität und Kreativität bei der Suche nach Lösungen für Herausforderungen und feiern Sie Ihre Widerstandsfähigkeit bei der gemeinsamen Überwindung von Hindernissen. Denken Sie daran, dass die Bewältigung von Herausforderungen im Team Ihre Bindung stärken und Ihre Verbindung vertiefen kann.

Die Aufrechterhaltung von Intimität und Beziehungen während des Lebens mit Parkinson erfordert Geduld, Verständnis und die Bereitschaft, sich anzupassen. Indem Sie eine offene Kommunikation fördern, Ihren Partner aufklären, körperliche und emotionale Intimität pflegen, gemeinsam Unterstützung suchen, Verbindungen über Ihre Partnerschaft hinaus pflegen und sich Anpassungsfähigkeit und Belastbarkeit zu eigen machen, können Sie die Herausforderungen der Parkinson-Krankheit meistern und gleichzeitig eine tiefe und bedeutungsvolle Verbindung zu Ihrem Partner pflegen.

KAPITEL 7

Für sich selbst eintreten: Übernehmen Sie die Verantwortung für Ihre Gesundheitsversorgung

Stärken Sie Ihre Reise: Stellen Sie fundierte Fragen bei Entscheidungen zur Parkinson-Behandlung

Das Treffen fundierter Entscheidungen über Ihre Parkinson-Behandlung ist ein proaktiver und bestärkender Schritt auf Ihrem Weg. In dieser Erkundung werde ich in die Kunst des Stellens fundierter Fragen eintauchen und Sie durch einen Schritt-für-Schritt-Prozess führen, der Ihnen dabei hilft, sich aktiv und sicher und klar an Ihren Behandlungsentscheidungen zu beteiligen.

DIE ZÜGEL ÜBERNEHMEN: Eine Schritt-für-Schritt-Anleitung für fundierte Behandlungsentscheidungen

Um sich am Entscheidungsprozess zu beteiligen, müssen Sie Ihre Behandlungsoptionen verstehen, effektiv mit Ihrem Gesundheitsteam kommunizieren und sich aktiv an Entscheidungen beteiligen, die sich auf Ihr Wohlbefinden auswirken.

Schritt 1: Informieren Sie sich über Parkinson und Behandlungsmöglichkeiten

Warum? Wissen ist die Grundlage für eine fundierte Entscheidungsfindung.

Wie: Investieren Sie Zeit, um sich über die Parkinson-Krankheit, ihren Verlauf und die verfügbaren Behandlungsmöglichkeiten zu informieren. Erkunden Sie seriöse Quellen, nehmen Sie an Schulungsveranstaltungen teil und engagieren Sie sich mit Patientenvertretungen, um Ihr Verständnis zu vertiefen. Dieses Grundwissen wird als entscheidendes Hilfsmittel bei der Erörterung von Behandlungsoptionen mit Ihrem Gesundheitsteam dienen.

Schritt 2: Erstellen Sie eine Liste mit Fragen

Warum? Eine vorbereitete Liste stellt sicher, dass Sie bei Ihren Terminen alle Ihre Anliegen abdecken.

Wie: Stellen Sie vor Ihren Terminen eine Liste mit Fragen zu Ihrer Erkrankung, möglichen Behandlungen und allen anderen Aspekten zusammen, die Sie ansprechen möchten. Berücksichtigen Sie sowohl allgemeine Fragen zu Parkinson als auch spezifische Fragen zu Behandlungsmöglichkeiten, Nebenwirkungen und Anpassungen des Lebensstils.

Schritt 3: Priorisieren Sie Ihre Fragen

Warum? Durch die Priorisierung wird sichergestellt, dass die wichtigsten Fragen beantwortet werden.

Wie: Ordnen Sie Ihre Fragenliste nach Wichtigkeit. Beginnen Sie mit Fragen zu kritischen Aspekten Ihrer Behandlung und Ihres Wohlbefindens. So stellen Sie sicher, dass Sie sich auch bei zeitlich begrenzten Terminen zuerst mit den wichtigsten Anliegen befassen.

Schritt 4: Klären Sie den medizinischen Fachjargon

Warum? Eine klare Kommunikation fördert das Verständnis und die Entscheidungsfindung.

Wie: Wenn Sie auf medizinische Fachausdrücke oder Begriffe stoßen, die Sie nicht vollständig verstehen, zögern Sie nicht, Ihr medizinisches Team um Klärung zu bitten. Um fundierte Entscheidungen treffen zu können, ist es wichtig, die Sprache zu verstehen, die in Diskussionen über Ihre Behandlung verwendet wird.

Schritt 5: Besprechen Sie die Behandlungsziele und Erwartungen

Warum? Durch die Abstimmung der Behandlungsziele wird ein gemeinsames Verständnis mit Ihrem Gesundheitsteam gewährleistet.

Wie: Führen Sie ein Gespräch mit Ihrem Arzt über die Ziele Ihrer Parkinson-Behandlung. Besprechen Sie, was Sie erreichen möchten, sei es Symptommanagement, verbesserte Lebensqualität oder bestimmte funktionelle Ziele. Stellen Sie sicher, dass Ihre Erwartungen mit den realistischen Ergebnissen des gewählten Behandlungsplans übereinstimmen.

Schritt 6: Erkunden Sie Alternativen und potenzielle Risiken

Warum? Durch die Betrachtung von Alternativen und Risiken erhalten Sie einen umfassenden Überblick über Ihre Möglichkeiten.

Wie: Besprechen Sie alternative Behandlungsansätze mit Ihrem Gesundheitsteam und erkundigen Sie sich nach möglichen Risiken und Vorteilen. Wenn Sie die potenziellen Ergebnisse sowie die damit verbundenen Risiken genau kennen, können Sie Entscheidungen treffen, die Ihren Vorlieben und Werten entsprechen.

Schritt 7: Beteiligen Sie sich an der gemeinsamen Entscheidungsfindung

Warum? Die gemeinsame Entscheidungsfindung gewährleistet die Zusammenarbeit zwischen Ihnen und Ihrem Gesundheitsteam.

Wie: Beteiligen Sie sich aktiv am Entscheidungsprozess, indem Sie Ihre Vorlieben, Bedenken und Prioritäten äußern. Besprechen Sie die gesammelten Informationen, fragen Sie Ihren Arzt um Rat und erarbeiten Sie gemeinsam einen Behandlungsplan, der Ihren individuellen Bedürfnissen entspricht.

Schritt 8: Fordern Sie schriftliche Informationen an

Warum? Schriftliche Informationen dienen als wertvolle Ressource für die fortlaufende Bezugnahme.

Wie: Bitten Sie Ihr Gesundheitsteam um schriftliche Materialien oder Ressourcen, die Ihren Behandlungsplan detailliert beschreiben, einschließlich Medikamenten, möglichen Nebenwirkungen und Empfehlungen zum Lebensstil. Wenn Sie diese Informationen schriftlich haben, können Sie sie in Ihrem eigenen Tempo überprüfen und darauf verweisen.

Schritt 9: Planen Sie Folgetermine

Warum? Folgetermine gewährleisten eine kontinuierliche Kommunikation und Anpassungen Ihres Behandlungsplans.
Wie: Vereinbaren Sie regelmäßige Nachsorgetermine mit Ihrem Gesundheitsteam, um die Wirksamkeit Ihrer Behandlung zu beurteilen, etwaige Bedenken oder Veränderungen der Symptome auszuräumen und bei Bedarf Anpassungen vorzunehmen. Regelmäßige Check-ins sorgen für eine offene Kommunikation und ermöglichen eine kontinuierliche Zusammenarbeit in Ihrer Pflege.

Hier finden Sie eine Liste wichtiger Fragen, die Menschen mit der Parkinson-Krankheit ihrem Gesundheitsdienstleister stellen können:

Parkinson-Krankheit verstehen:

1. In welchem Stadium der Parkinson-Krankheit befinde ich mich derzeit?

2. Können Sie erklären, wie die Parkinson-Krankheit im Laufe der Zeit fortschreitet?

3. Welche spezifischen Parkinson-Symptome sollte ich beachten und überwachen?

Behandlungsmöglichkeiten:

4. Welche Medikamente werden üblicherweise gegen Parkinson verschrieben und wie wirken sie?

5. Gibt es neue Medikamente oder Therapien, die für meine Erkrankung geeignet sein könnten?

6. Wie helfen die verschriebenen Medikamente bei der Linderung meiner Symptome und welche möglichen Nebenwirkungen können auftreten?

Lebensstil und Ernährung:

7. Gibt es bestimmte Änderungen des Lebensstils, die ich in Betracht ziehen sollte, um meine Symptome besser in den Griff zu bekommen?

8. Welche Rolle können Ernährung und Ernährung bei der Behandlung der Parkinson-Krankheit spielen?

9. Wie kann mir Physiotherapie bei der Bewältigung der körperlichen Symptome von Parkinson helfen?

10. Gibt es bestimmte Übungen oder körperliche Aktivitäten, die Sie für meine Erkrankung empfehlen?

11. Kann mir die Ergotherapie dabei helfen, meine täglichen Aktivitäten an meine sich verändernden Fähigkeiten anzupassen?

Tiefe Hirnstimulation (DBS) und chirurgische Optionen:

12. Was ist Tiefenhirnstimulation (DBS) und welche Vorteile könnte sie jemandem mit Parkinson bieten?

13. Was sind die potenziellen Risiken und Vorteile chirurgischer Eingriffe bei Parkinson?

Psychische Gesundheit und emotionales Wohlbefinden:

14. Wie kann sich die Parkinson-Krankheit auf meine geistige Gesundheit und mein emotionales Wohlbefinden auswirken?

15. Gibt es Selbsthilfegruppen oder Beratungsdienste, die bei der Bewältigung der emotionalen Aspekte von Parkinson helfen?

Klinische Studien und Forschung:

16. Gibt es laufende klinische Studien oder Forschungsstudien, an denen ich teilnehmen könnte?
17. Wie kann die Teilnahme an klinischen Studien dazu beitragen, die Parkinson-Forschung voranzutreiben?

Kognitive Auswirkungen:

18. Gibt es kognitive Aspekte der Parkinson-Krankheit, die ich beachten sollte?
19. Welche Strategien können helfen, kognitive Veränderungen im Zusammenhang mit Parkinson zu bewältigen?

Schlafstörungen:

20. Wie wirkt sich die Parkinson-Krankheit auf den Schlaf aus und was kann getan werden, um die Schlafqualität zu verbessern?

Medikamentenmanagement:

21. Wie oft sollte ich meine Medikamente einnehmen und wie kann ich mögliche Nebenwirkungen am besten in den Griff bekommen?

22. Gibt es Wechselwirkungen zwischen Parkinson-Medikamenten und anderen Medikamenten, die ich möglicherweise einnehme?

Mobilität und Stürze:

23. Wie kann ich Mobilitätsprobleme angehen und das mit Parkinson verbundene Sturzrisiko verringern?

24. Gibt es Hilfsmittel oder Mobilitätshilfen, die für mich von Nutzen sein könnten?

Fahren und Transport:

25. Gibt es irgendwelche Einschränkungen oder Überlegungen hinsichtlich meiner Fähigkeit, mit Parkinson Auto zu fahren?

26. Welche alternativen Transportmöglichkeiten stehen Parkinson-Patienten zur Verfügung?

Genetische Faktoren:

27. Wird die Parkinson-Krankheit durch genetische Faktoren beeinflusst und sollte ich einen Gentest in Betracht ziehen?

Arbeit und Beschäftigung:

28. Wie könnte sich die Parkinson-Krankheit auf meine Arbeitsfähigkeit auswirken und gibt es entsprechende Vorkehrungen?
29. Gibt es Ressourcen oder Unterstützungsdienste für Menschen mit Parkinson, die noch berufstätig sind?

Schmerztherapie:

30. Kann die Parkinson-Krankheit Schmerzen verursachen und wie können sie behandelt werden?

Sehen und Hören:

31. Gibt es Seh- oder Hörprobleme im Zusammenhang mit Parkinson und wie können diese behoben werden?

Zahngesundheit:

32. Gibt es spezielle zahnärztliche Überlegungen für Personen mit Parkinson-Krankheit?

33. Welche Übungen oder Aktivitäten können helfen, Gleichgewicht und Koordination zu verbessern?
Reisehinweise:

34. Gibt es besondere Überlegungen oder Vorsichtsmaßnahmen, die ich treffen sollte, wenn ich mit Parkinson reise?

Alternative Therapien:

35. Können ergänzende und alternative Therapien wie Akupunktur oder Massage die Parkinson-Symptome lindern?

Kommunikation mit Gesundheitsdienstleistern:

36. Wie oft sollte ich Nachsorgetermine vereinbaren und was sollte bei diesen Besuchen besprochen werden?
37. Gibt es Warnzeichen oder Symptome, die eine sofortige ärztliche Behandlung erfordern?

Patientenverfügungen und langfristige Planung:

38. Wann ist es angebracht, Patientenverfügungen und Langzeitpflegeplanung zu besprechen?

39. Welche Ressourcen stehen für die Langzeitpflege und -unterstützung zur Verfügung?

Unterstützung für Familie und Pflegepersonal:

40. Wie können Familienmitglieder und Betreuer jemanden mit Parkinson-Krankheit am besten unterstützen, und stehen ihnen Ressourcen zur Verfügung?

Diese Fragen bieten Parkinson-Patienten einen Ausgangspunkt für sinnvolle Gespräche mit ihren Gesundheitsdienstleistern und befähigen sie, sich aktiv an ihrer Pflege zu beteiligen und fundierte Entscheidungen über ihr Wohlbefinden zu treffen.

Das Stellen fundierter Fragen ist nicht nur ein Teil des Behandlungsprozesses; Es ist ein leistungsstarkes Tool, das Sie in den Mittelpunkt Ihrer Parkinson-Reise stellt.

Indem Sie sich weiterbilden, eine Liste mit Fragen erstellen, Bedenken priorisieren, um Klärung bitten, Behandlungsziele besprechen, Alternativen erkunden, sich an der gemeinsamen Entscheidungsfindung beteiligen, schriftliche Informationen anfordern und Folgetermine vereinbaren, gestalten Sie Ihren

Behandlungsplan aktiv mit und tragen dazu bei Ihr allgemeines Wohlbefinden.

Navigieren in finanziellen Gewässern: Ein umfassender Leitfaden zur Verwaltung der Gesundheitskosten bei Parkinson

Sich auf den Weg zu machen, mit Parkinson zu leben, bringt nicht nur körperliche und emotionale Herausforderungen mit sich, sondern auch Überlegungen zu den finanziellen Aspekten der Gesundheitsversorgung. In dieser Erkundung vertiefen wir uns in den Bereich finanzieller Überlegungen und bieten Einblicke und Strategien, die Ihnen dabei helfen, Ressourcen zu erkunden und Gesundheitskosten effektiv zu verwalten.

DIE LANDSCHAFT VERSTEHEN: Finanzielle Auswirkungen von Parkinson

Das Leben mit Parkinson erfordert häufig eine kontinuierliche medizinische Versorgung, Medikamente und möglicherweise zusätzliche Unterstützungsdienste. Während Sie durch diese Gewässer navigieren, ist es von entscheidender Bedeutung, die finanziellen Aspekte mit der gleichen Sorgfalt anzugehen wie andere Aspekte Ihrer Reise.

Beurteilung Ihrer aktuellen finanziellen Situation

Warum? Das Verständnis Ihrer finanziellen Situation ist der erste Schritt einer effektiven Planung.

Wie: Beginnen Sie mit der Beurteilung Ihrer aktuellen finanziellen Situation. Berücksichtigen Sie Ihr Einkommen, Ihre Ersparnisse und einen eventuell bestehenden Versicherungsschutz. Identifizieren Sie potenzielle finanzielle Belastungsbereiche und ermitteln Sie, wie sich Ihre Parkinson-bezogenen Ausgaben auf Ihr Gesamtbudget auswirken können.

Überprüfung des Versicherungsschutzes

Warum? Ein umfassender Versicherungsschutz kann die Kosten im Gesundheitswesen erheblich senken.

Wie: Überprüfen Sie Ihre bestehenden Versicherungspolicen, einschließlich Krankenversicherung, Medicare oder Medicaid. Informieren Sie sich über die Einzelheiten der Deckung, einschließlich Zuzahlungen, Selbstbehalte und etwaiger Einschränkungen im Zusammenhang mit Parkinson-Behandlungen. Informieren Sie sich bei Bedarf über Zusatzversicherungen, die den Versicherungsschutz verbessern können.

Entdecken Sie Programme und Ressourcen zur Patientenunterstützung

Warum? Patientenhilfsprogramme bieten wertvolle finanzielle Unterstützung.

Wie: Untersuchen Sie Programme von Pharmaunternehmen und gemeinnützigen Organisationen, die finanzielle Unterstützung für Medikamente und Behandlungen im Zusammenhang mit Parkinson bereitstellen. Diese Programme können Abhilfe schaffen, indem sie die Kosten für verschriebene Medikamente und bestimmte medizinische Ausgaben übernehmen oder reduzieren.

Nutzung staatlicher Hilfsprogramme

Warum? Staatliche Programme können zusätzliche finanzielle Unterstützung bieten.

Wie: Entdecken Sie staatliche Hilfsprogramme wie die Social Security Disability Insurance (SSDI) oder das Supplemental Security Income (SSI). Diese Programme können Menschen mit Behinderungen, einschließlich Menschen mit Parkinson-Krankheit, finanzielle Unterstützung bieten.

Erstellen eines Gesundheitsbudgets

Warum? Ein gut geplantes Budget sorgt für finanzielle Stabilität bei Gesundheitsausgaben.

Wie: Erstellen Sie ein detailliertes Gesundheitsbudget, das die voraussichtlichen medizinischen Kosten, Medikamentenausgaben und etwaige Selbstbeteiligungen umfasst. Erwägen Sie die Bereitstellung von Mitteln für potenzielle Notfälle oder unerwarteten Gesundheitsbedarf. Überprüfen Sie Ihr Budget regelmäßig und passen Sie es bei Bedarf an.

Engagement für eine offene Kommunikation mit Gesundheitsdienstleistern

Warum? Eine transparente Kommunikation mit Gesundheitsdienstleistern kann zu kostengünstigen Lösungen führen.

Wie: Besprechen Sie Ihre finanziellen Bedenken mit Ihrem Gesundheitsteam. Sie können möglicherweise generische Alternativen vorschlagen, Medikamentenproben bereitstellen oder kostengünstige Behandlungsoptionen empfehlen, ohne die Qualität der Versorgung zu beeinträchtigen. Fachkräfte im

Gesundheitswesen können wertvolle Verbündete bei der Kostenkontrolle sein.

Erkundung der finanziellen Unterstützung für medizinische Geräte

Warum? Die Kosten für medizinische Geräte können einen erheblichen Teil der Parkinson-Behandlung ausmachen.

Wie: Informieren Sie sich über Programme und Organisationen, die finanzielle Unterstützung oder ermäßigte Preise für medizinische Geräte wie Mobilitätshilfen oder Umbauten am Haus anbieten. Ihr Gesundheitsteam oder örtliche Parkinson-Selbsthilfegruppen können Empfehlungen geben.

Berücksichtigung der Langzeitpflegeplanung

Warum? Eine langfristige Pflegeplanung bietet finanzielle Sicherheit für die Zukunft.

Wie: Bewerten Sie Langzeitpflegeoptionen und die damit verbundenen Kosten. Dies kann häusliche Pflege, Einrichtungen für betreutes Wohnen oder Pflegeheime umfassen. Wenn Sie diese potenziellen zukünftigen Ausgaben verstehen, können Sie vorausschauend planen und fundierte Entscheidungen treffen.

Recherche zu Steuerabzügen und -gutschriften

Warum? Steuerliche Abzüge und Gutschriften können finanzielle Entlastung bringen.

Wie: Machen Sie sich mit den Steuerabzügen und -gutschriften für medizinische Ausgaben vertraut. Führen Sie detaillierte Aufzeichnungen über gesundheitsbezogene Kosten, einschließlich Zuzahlungen, Reisekosten für Arzttermine und Umbauten am Haus. Wenden Sie sich an einen Steuerberater, um sicherzustellen, dass Sie die verfügbaren Vorteile maximieren.

Ich suche Rat bei Finanzberatern

Warum? Finanzberater können eine individuelle Beratung anbieten.

Wie: Wenden Sie sich an einen Finanzberater mit Erfahrung in der Gesundheitsplanung. Sie können Ihnen dabei helfen, komplexe finanzielle Überlegungen zu bewältigen, einen umfassenden Finanzplan zu erstellen und Anlagestrategien zu erkunden, um Ihren langfristigen Gesundheitsbedarf zu decken.

Die Bewältigung der finanziellen Aspekte des Lebens mit Parkinson erfordert eine sorgfältige Planung, die Erkundung verfügbarer Ressourcen und eine offene Kommunikation mit Gesundheitsdienstleistern.

Indem Sie Ihre finanzielle Situation beurteilen, den Versicherungsschutz überprüfen, Hilfsprogramme erkunden, ein Gesundheitsbudget erstellen, mit Gesundheitsdienstleistern zusammenarbeiten, Optionen für die Langzeitpflege recherchieren, Steuervorteile in Betracht ziehen und sich von Finanzberatern beraten lassen, können Sie sich mit Zuversicht in der Finanzlandschaft zurechtfinden und konzentrieren Sie sich auf das Wichtigste: Ihr Wohlbefinden.

Navigieren zu Langzeitpflegeoptionen: Planen Sie Ihre Zukunft mit fundierten Entscheidungen

Auf unserer Reise durchs Leben ist es wichtig, nicht nur die Gegenwart, sondern auch die Zukunft zu berücksichtigen, insbesondere wenn man mit der Parkinson-Krankheit lebt. Die Planung der Langzeitpflege ist ein entscheidender Aspekt bei der Vorbereitung auf den bevorstehenden Weg. Sie stellt sicher, dass Sie über die notwendige Unterstützung und

Ressourcen verfügen, um die Lebensqualität aufrechtzuerhalten, wenn sich Ihre Bedürfnisse ändern.

In dieser Diskussion werde ich die praktischen Aspekte der Auswahl von Langzeitpflegeoptionen untersuchen und Sie in die Lage versetzen, fundierte Entscheidungen zu treffen, die auf Ihre individuellen Umstände zugeschnitten sind.

Den Bedarf an Langzeitpflege verstehen

Das Leben mit der Parkinson-Krankheit ist mit einem fortschreitenden Verlauf verbunden, und mit der Entwicklung der Symptome entwickeln sich auch die Pflegebedürfnisse. Die Langzeitpflege umfasst eine Reihe von Dienstleistungen, die Menschen mit chronischen Erkrankungen dabei unterstützen sollen, ihre Unabhängigkeit und ihr Wohlbefinden zu bewahren.

Unabhängig davon, ob Sie sich gerade im Anfangsstadium Ihrer Parkinson-Krankheit befinden oder sich bereits in einem fortgeschrittenen Stadium Ihrer Krankheit befinden, ist die Planung einer Langzeitpflege ein proaktiver Schritt zur Gewährleistung Ihres künftigen Komforts und Ihrer Sicherheit.

BEWERTUNG IHRES PFLEGEBEDÜRFNISSES:

Der erste Schritt bei der Auswahl von Langzeitpflegeoptionen besteht darin, Ihren aktuellen und erwarteten Pflegebedarf zu beurteilen. Berücksichtigen Sie die folgenden Faktoren:

- Tägliche Aktivitäten: Bewerten Sie Ihre Fähigkeit, tägliche Aufgaben wie Anziehen, Baden und Essenszubereiten selbstständig auszuführen.

- Mobilität: Bewerten Sie Ihre Mobilität und jegliche Unterstützung, die Sie für eine sichere Bewegung innerhalb Ihres Zuhauses und Ihrer Gemeinde benötigen.

- Medikamentenmanagement: Berücksichtigen Sie Ihre Fähigkeit, Medikamente effektiv zu verwalten, und ob Sie möglicherweise Hilfe bei Medikamentenerinnerungen oder der Medikamentenverabreichung benötigen.

- Sicherheit: Identifizieren Sie alle Sicherheitsbedenken in Ihrer häuslichen Umgebung und mögliche Änderungen oder Unterstützung, die erforderlich sind, um Ihre Sicherheit zu gewährleisten.

- Soziale und emotionale Unterstützung: Denken Sie über Ihr soziales Netzwerk und Ihr emotionales Wohlbefinden nach und erkennen Sie die Bedeutung von sozialem Engagement und emotionaler

Unterstützung für die Aufrechterhaltung des allgemeinen Wohlbefindens.

ERKUNDEN SIE MÖGLICHKEITEN DER LANGFRISTIGEN PFLEGE

Sobald Sie Ihren Pflegebedarf ermittelt haben, ist es an der Zeit, die verfügbaren Langzeitpflegeoptionen zu erkunden:

- Häusliche Pflege: Häusliche Pflegedienste bieten Unterstützung bei Aktivitäten des täglichen Lebens, beim Medikamentenmanagement und bei der Begleitung in den eigenen vier Wänden.
- Einrichtungen für betreutes Wohnen: Einrichtungen für betreutes Wohnen bieten ein unterstützendes Umfeld, in dem bei Bedarf Hilfe zur Verfügung steht, und ermöglichen gleichzeitig Unabhängigkeit und soziales Engagement.
- Pflegeheime: Pflegeheime bieten rund um die Uhr qualifizierte Pflege für Personen mit komplexeren medizinischen Bedürfnissen oder solchen, die eine intensive Betreuung und Unterstützung benötigen.
- Gedächtnispflegeeinrichtungen: Gedächtnispflegeeinrichtungen sind auf die Betreuung von Personen mit kognitiven Beeinträchtigungen wie

Demenz oder Parkinson-bedingter Demenz spezialisiert und bieten maßgeschneiderte Unterstützung und Programme.

- Hospizpflege: Die Hospizpflege konzentriert sich auf die Bereitstellung von Trost und Unterstützung für Menschen mit fortgeschrittener Krankheit, einschließlich Parkinson, wobei der Schwerpunkt auf der Verbesserung der Lebensqualität und der Behandlung der Symptome liegt.

INFORMIERTE WAHLEN TREFFEN

Bei Entscheidungen zur Langzeitpflege ist es wichtig, die folgenden Faktoren zu berücksichtigen:

- Persönliche Vorlieben: Denken Sie über Ihre Vorlieben in Bezug auf Standort, Ausstattung und Pflegegrad nach.

- Finanzielle Überlegungen: Bewerten Sie die Kosten von Langzeitpflegeoptionen und erkunden Sie verfügbare Ressourcen wie Versicherungsschutz, staatliche Hilfsprogramme und persönliche Ersparnisse.

- Qualität der Pflege: Recherchieren und besuchen Sie potenzielle Pflegeeinrichtungen, um deren Ruf,

Qualifikation des Personals, Sicherheitsmaßnahmen und allgemeine Qualität der Pflege zu beurteilen.

- Zukünftige Bedürfnisse: Erwarten Sie, wie sich Ihre Pflegebedürfnisse im Laufe der Zeit ändern könnten, und wählen Sie eine Pflegeoption, die sich an Ihre sich ändernden Anforderungen anpassen kann.

- Rechtliche und vorausschauende Pflegeplanung: Stellen Sie sicher, dass Ihre rechtlichen Dokumente, wie z. B. Patientenverfügungen und Vollmachten, vorhanden sind, um im Falle einer Arbeitsunfähigkeit medizinische und finanzielle Entscheidungen zu treffen.

KONTAKT MIT IHREM SUPPORT-NETZWERK

Die Suche nach Optionen für die Langzeitpflege kann überwältigend sein, aber denken Sie daran, dass Sie dies nicht alleine tun müssen. Verlassen Sie sich auf Ihr Unterstützungsnetzwerk, zu dem Familienmitglieder, Freunde, Gesundheitsdienstleister und Sozialarbeiter gehören, um während des gesamten Entscheidungsprozesses Rat und Unterstützung zu erhalten. Ihre Erkenntnisse und ihre Unterstützung können wertvolle Perspektiven und Sicherheit für Ihre Zukunftsplanung bieten.

Die Planung einer Langzeitpflege erfordert sorgfältige Überlegungen, Recherchen und eine proaktive

Entscheidungsfindung. Indem Sie Ihren Pflegebedarf beurteilen, verfügbare Optionen erkunden, fundierte Entscheidungen treffen und sich an Ihr Unterstützungsnetzwerk wenden, können Sie sich mit Zuversicht und Seelenfrieden in der Langzeitpflegelandschaft zurechtfinden und wissen, dass Sie proaktive Schritte unternommen haben, um Ihren zukünftigen Komfort sicherzustellen und Wohlbefinden.

KAPITEL 8

Ausblick: Die Zukunft der Parkinson-Forschung und -Behandlung

Erkundung der Grenzen der Parkinson-Forschung: Ein Blick in vielversprechende Wege

Da wir an der Spitze der Parkinson-Forschung stehen, entwickelt sich die Landschaft mit spannenden Perspektiven, die das Potenzial bergen, die Art und Weise, wie wir diese Krankheit angehen und behandeln, neu zu definieren. In dieser Untersuchung werde ich mich mit den vielversprechenden Möglichkeiten der Stammzelltherapie, der Gentherapie und anderen Fortschritten befassen, die Hoffnung für die Zukunft bieten. Diese Entdeckungsreise soll Ihnen Einblicke in die neuesten Entwicklungen geben, die die Landschaft der Parkinson-Behandlung prägen können.

STAMMZELLTHERAPIE: Hoffnung auf zellulärer Ebene nähren

Die Stammzelltherapie stellt einen bahnbrechenden Ansatz in der Parkinson-Forschung dar und nutzt die regenerative Kraft von Stammzellen, um die Funktion wiederherzustellen und beschädigtes Gewebe zu reparieren. Hier ein genauerer Blick auf die wichtigsten Aspekte der Stammzelltherapie:

- Stammzellen verstehen: Stammzellen besitzen die bemerkenswerte Fähigkeit, sich im Körper in verschiedene Zelltypen umzuwandeln. Forscher untersuchen, wie diese anpassungsfähigen Zellen genutzt werden können, um beschädigte Neuronen im Gehirn von Parkinson-Patienten zu ersetzen.

- Dopaminproduktion: Eines der charakteristischen Merkmale von Parkinson ist der Verlust dopaminproduzierender Neuronen. Die Stammzelltherapie zielt darauf ab, den Dopaminspiegel durch die Einführung neuer, gesunder Neuronen aus Stammzellen wieder aufzufüllen und so möglicherweise motorische Symptome zu lindern.

- Klinische Studien und Fortschritte: Der Bereich der Stammzelltherapie bei Parkinson schreitet durch strenge klinische Studien voran. Es wurden ermutigende Ergebnisse beobachtet, die darauf hindeuten, dass dieser innovative Ansatz den Weg für krankheitsmodifizierende Behandlungen in der Zukunft ebnen könnte.

GENTHERAPIE: Das Potenzial unserer DNA freisetzen
Die Gentherapie verspricht, die zugrunde liegenden genetischen Faktoren anzugehen, die zur Parkinson-Krankheit beitragen. Bei diesem hochmodernen Ansatz werden Gene manipuliert, um fehlerhaftes genetisches Material zu verändern oder zu ersetzen. Zu den Schlüsselelementen der Gentherapie gehören:

- Genetische Mutationen im Visier: Forscher identifizieren spezifische genetische Mutationen, die mit Parkinson in Zusammenhang stehen, und erforschen Möglichkeiten, diese fehlerhaften Gene zu korrigieren oder zu ersetzen. Dieser personalisierte Ansatz zielt darauf ab, die Grundursachen der Krankheit anzugehen.

- Optimierung des Neurotransmitterspiegels: Die Gentherapie zielt auch darauf ab, den Neurotransmitterspiegel, einschließlich Dopamin, zu regulieren, indem Gene eingeführt werden, die deren Produktion oder Freisetzung steigern. Dieser Ansatz bietet möglicherweise eine präzisere und nachhaltigere Methode zur Symptombehandlung.

- Fortschritte bei viralen Vektoren: Um therapeutische Gene in das Gehirn zu transportieren, sind spezielle Träger, sogenannte virale Vektoren, erforderlich. Kontinuierliche Fortschritte in der viralen Vektortechnologie verbessern die Präzision und Sicherheit gentherapeutischer Anwendungen bei Parkinson.

WEITERE FORTSCHRITTE IN PARKINSONS FORSCHUNG: Ein ganzheitlicher Ansatz

Über Stammzell- und Gentherapien hinaus erforschen Forscher ein Spektrum an Fortschritten, die einen ganzheitlichen Ansatz zur Behandlung der Parkinson-Krankheit verfolgen:

- Neuroprotektive Strategien: Ein Schwerpunkt liegt auf der Untersuchung von Verbindungen und Interventionen, die bestehende Neuronen vor Degeneration schützen können. Dazu können Antioxidantien, entzündungshemmende Mittel und andere neuroprotektive Ansätze gehören.

- Innovationen in der Tiefenhirnstimulation (DBS): Verfeinerungen der DBS-Techniken verbessern weiterhin deren Wirksamkeit bei der Behandlung motorischer Symptome. Forscher erforschen neuartige Elektrodenplatzierungen, Stimulationsmuster und adaptive Technologien, um die Ergebnisse zu optimieren.

- Biochemische Wege und Arzneimittelentwicklung: Das Verständnis der komplizierten biochemischen Wege, die an der Parkinson-Pathologie beteiligt sind, ist richtungsweisend für die Entwicklung zielgerichteter Medikamente. Neuartige Medikamente zielen darauf ab, diese Signalwege zu modulieren, um eine präzisere und effektivere Symptombehandlung zu ermöglichen.

- Fortschritte in der tragbaren Technologie: Tragbare Geräte, die mit Sensoren und künstlicher Intelligenz ausgestattet sind, werden erforscht, um subtile Veränderungen der motorischen Funktion zu überwachen und zu analysieren. Diese Technologie bietet Echtzeitdaten, die als Grundlage für personalisierte Behandlungspläne dienen können.

Während wir uns durch die sich entwickelnde Landschaft der Parkinson-Forschung bewegen, ist es wichtig, die

Zusammenarbeit zwischen Wissenschaftlern, medizinischem Fachpersonal, Menschen mit Parkinson und ihren Unterstützungsnetzwerken anzuerkennen. Jeder Fortschritt, jede Entdeckung bringt uns einer Zukunft näher, in der die Auswirkungen der Parkinson-Krankheit gemildert, wenn nicht sogar gestoppt werden können.

Obwohl diese vielversprechenden Wege noch keine Standardbehandlungen sind, bieten sie einen Hoffnungsschimmer und einen Beweis für das Engagement der wissenschaftlichen Gemeinschaft. Die Reise geht weiter und mit ihr die Vorfreude auf eine bessere Zukunft für die Parkinson-Betroffenen.

Personalisierte Medizin bei Parkinson: Passen Sie die Hoffnung an Ihre einzigartige Reise an

Wenn wir uns mit der Parkinson-Forschung befassen, stellt die personalisierte Medizin einen der vielversprechendsten Bereiche dar – ein bahnbrechender Ansatz, der darauf abzielt, die Behandlung auf die individuellen Bedürfnisse jedes Menschen mit Parkinson abzustimmen. Diese Erkundungsreise entfaltet das Potenzial der personalisierten Medizin und bietet einen Einblick, wie dieser innovative Ansatz die Landschaft der Parkinson-Behandlung revolutionieren könnte, und bietet Hoffnung, die speziell auf Sie zugeschnitten ist.

PERSONALISIERTE MEDIZIN VERSTEHEN: Ein maßgeschneiderter Weg zum Wohlbefinden

Die personalisierte Medizin, auch Präzisionsmedizin genannt, erkennt an, dass die Erfahrung jedes Menschen mit Parkinson einzigartig ist. Es basiert auf der Idee, dass ein einheitlicher Ansatz angesichts der unterschiedlichen Symptome, genetischen Faktoren und Lebensstilunterschiede zwischen den einzelnen Personen möglicherweise nicht der effektivste ist.

Schlüsselelemente der personalisierten Medizin:

- Genetisches Profiling: Einer der Eckpfeiler der personalisierten Medizin ist die eingehende Analyse der genetischen Ausstattung eines Individuums. Durch das Verständnis spezifischer genetischer Variationen im Zusammenhang mit Parkinson können Gesundheitsdienstleister Interventionen anpassen, um die Grundursachen auf molekularer Ebene anzugehen.

- Identifizierung von Biomarkern: Die personalisierte Medizin basiert auch auf der Identifizierung von Biomarkern – Indikatoren im Körper, die das

Vorhandensein oder Fortschreiten der Krankheit widerspiegeln. Diese Biomarker unterstützen medizinisches Fachpersonal dabei, die Wirksamkeit von Behandlungen zu überwachen und diese bei Bedarf anzupassen.

- Lebensstil- und Umweltfaktoren: Über die Genetik hinaus berücksichtigt die personalisierte Medizin Lebensstil- und Umweltfaktoren, die das Fortschreiten der Parkinson-Krankheit beeinflussen. Dazu können Ernährung, Bewegung, Giftstoffexposition und andere Elemente gehören, die zur allgemeinen Gesundheit einer Person beitragen.

DIE Schritt-für-Schritt-REISE DER PERSONALISIERTEN MEDIZIN:

Umfassende Bewertung:

Warum : Der erste Schritt umfasst eine umfassende Beurteilung Ihrer Krankengeschichte, Symptome und Ihres genetischen Profils.

Wie : Kommunizieren Sie offen und transparent mit Ihrem Gesundheitsteam. Teilen Sie Ihre Erfahrungen, Bedenken und alle relevanten familiären Krankengeschichten mit. Dies bildet die Grundlage für eine personalisierte Ansprache.

Genetisches Profiling:

Warum: Das Verständnis Ihrer genetischen Veranlagung ist für die maßgeschneiderte Intervention von entscheidender Bedeutung.

Wie: Führen Sie einen Gentest durch, um spezifische genetische Variationen im Zusammenhang mit Parkinson zu identifizieren. Mithilfe dieser Informationen können Gesundheitsdienstleister einen gezielten Plan erstellen, der auf die besonderen Aspekte Ihrer Erkrankung eingeht.

Biomarker-Identifizierung:

Warum: Biomarker bieten Echtzeit-Einblicke in den Krankheitsverlauf und die Wirksamkeit der Behandlung.

Wie: Ihr Gesundheitsteam führt möglicherweise Tests wie bildgebende Scans oder Blutuntersuchungen durch, um Biomarker zu identifizieren. Die regelmäßige Überwachung dieser Biomarker informiert über Anpassungen Ihres Behandlungsplans und stellt sicher, dass dieser an Ihren sich entwickelnden Bedürfnissen ausgerichtet bleibt.

Lebensstil- und Umweltanalyse:

Warum: Lebensstil und Umweltfaktoren haben einen erheblichen Einfluss auf die Parkinson-Krankheit.

Wie: Arbeiten Sie mit Ihrem Gesundheitsteam zusammen, um Aspekte wie Ernährung, Bewegung und Exposition gegenüber potenziellen Umweltauslösern zu bewerten. Treffen Sie fundierte Entscheidungen, um Ihren Lebensstil für ein besseres allgemeines Wohlbefinden zu optimieren.

Maßgeschneiderter Behandlungsplan:

Warum: Personalisierte Medizin ermöglicht die Erstellung eines Behandlungsplans, der individuell auf Ihre Erkrankung zugeschnitten ist.

Wie: Basierend auf der umfassenden Beurteilung, der genetischen Profilierung und der Identifizierung von Biomarkern erstellt Ihr Gesundheitsteam einen personalisierten Behandlungsplan. Dazu können gezielte Medikamente, Therapien und Lebensstilempfehlungen gehören, die auf Ihre spezifischen Herausforderungen zugeschnitten sind.

Kontinuierliche Überwachung und Anpassung:

Warum: Parkinson ist dynamisch und die Behandlungspläne müssen sich entsprechend weiterentwickeln.

Wie: Regelmäßige Nachuntersuchungen mit Ihrem Gesundheitsteam ermöglichen eine kontinuierliche Überwachung Ihres Zustands. Biomarker und laufende Bewertungen leiten die Anpassung Ihres Behandlungsplans und stellen sicher, dass er weiterhin auf Ihre sich ändernden Bedürfnisse eingeht.

Die Einführung personalisierter Medizin ist eine gemeinsame Anstrengung zwischen Ihnen und Ihrem Gesundheitsteam. Aktive Teilnahme, offene Kommunikation und die Verpflichtung, fundierte Entscheidungen für den Lebensstil zu treffen, ermöglichen es Ihnen, eine aktive Rolle auf Ihrem individuellen Behandlungsweg zu übernehmen.

Während wir das Potenzial der personalisierten Medizin bei Parkinson erkunden, wird deutlich, dass Hoffnung kein generisches Konzept ist, sondern ein individuell gestalteter Weg, der auf Ihren individuellen Weg zugeschnitten ist. Durch die Einführung der personalisierten Medizin betreten wir eine Zukunft, in der die Kraft der Präzision die Landschaft der Parkinson-Behandlung verändert und neue Möglichkeiten für ein Leben in vollen Zügen bietet.

KAPITEL 9

Eine letzte Anmerkung: Über die Grenzen hinaus leben

Zusammenfassung und ermutigende Botschaften: Parkinson mit Belastbarkeit meistern

Während wir über unsere Diskussionen nachdenken, lassen Sie uns die Essenz in wichtige Erkenntnisse umwandeln, die Sie befähigen, die Reise der Parkinson-Krankheit mit Belastbarkeit, Hoffnung und einem proaktiven Geist zu meistern. Diese Zusammenfassung soll Sie daran erinnern, dass es trotz der Herausforderungen Werkzeuge, Erkenntnisse und eine unterstützende Gemeinschaft gibt, die Sie zu einem erfüllten Leben jenseits der Erschütterungen führen.

1. Die Erzählung verschieben: Jenseits des Zitterns
Kernaussage: Parkinson ist mehr als nur Zittern. Verschaffen Sie sich ein ganzheitliches Verständnis der Erkrankung und

berücksichtigen Sie dabei sowohl motorische als auch nichtmotorische Aspekte.

2. Mythen zerstreuen und Hoffnung fördern
Kernaussage: Trennen Sie Fakten von Fiktionen. Frühzeitiges Eingreifen ist wirkungsvoll und Fortschritte in der Forschung geben Hoffnung auf eine bessere Zukunft.

3. Aufbau Ihres Wellness-Arsenals: Traditionelle Therapien
Kernaussage: Verstehen Sie die Medikamentenlandschaft, erkunden Sie chirurgische Eingriffe wie DBS und nutzen Sie physikalische und Ergotherapien für einen umfassenden Ansatz für das Wohlbefinden.

4. Erforschung komplementärer und alternativer Therapien
Kernaussage: Ergänzen Sie traditionelle Therapien mit Ansätzen für Körper und Geist, Ernährungsüberlegungen und ergänzenden Therapien, um die allgemeine Gesundheit zu verbessern.

5. Die Kraft Ihres Netzwerks: Navigieren in Supportsystemen
Das Wichtigste zum Mitnehmen: Bauen Sie ein starkes Support-Team auf, vernetzen Sie sich mit Patienteninteressengruppen, kommunizieren Sie effektiv und

gehen Sie emotionalen Herausforderungen belastbar entgegen.

6. Gut leben, nicht nur verwalten
Das Wichtigste zum Mitnehmen: Setzen Sie sich realistische Ziele, passen Sie Ihre Hobbys an, reisen Sie mit Bedacht und pflegen Sie intime Beziehungen, um Ihre Lebensqualität neu zu definieren.

7. Übernehmen Sie die Verantwortung für Ihre Gesundheitsversorgung: Interessenvertretung und Erkundung
Das Wichtigste zum Mitnehmen: Nehmen Sie aktiv an Ihrer Gesundheitsreise teil. Nehmen Sie an klinischen Studien teil, verwalten Sie finanzielle Überlegungen und planen Sie mit fundierten Entscheidungen für die Zukunft.

8. Blick in die Zukunft: Zukunft der Parkinson-Forschung und -Behandlung
Das Wichtigste zum Mitnehmen: Bleiben Sie über vielversprechende Forschungswege, personalisierte Medizin und die Bedeutung der kontinuierlichen Unterstützung für laufende Fortschritte auf dem Laufenden.

9. Über die Grenzen hinaus leben: Eine letzte Anmerkung

Kernaussage: Fassen Sie die Reise noch einmal zusammen, wobei der Schwerpunkt auf der Stärkung liegt. Sie verfügen über die Werkzeuge, die Unterstützung und die Belastbarkeit, um über die Grenzen hinaus zu leben und ein erfülltes Leben mit Parkinson zu führen.

Ermächtigende Botschaft: Ein Aufruf zum Handeln
Denken Sie beim Verinnerlichen dieser wichtigen Erkenntnisse daran, dass Parkinson ein Kapitel in Ihrem Leben ist und nicht die ganze Geschichte. Ihre Reise ist einzigartig, voller Möglichkeiten, Triumphe und der Kraft, Herausforderungen zu meistern. Nehmen Sie die Unterstützung um sich herum an, bleiben Sie informiert und pflegen Sie eine Denkweise, die über die Diagnose hinausschaut. Sie sind nicht durch Parkinson definiert; Vielmehr ist es ein Aspekt Ihres Lebens, den Sie mit Anmut und Entschlossenheit meistern können.

Fazit: Eine Zukunft voller Resilienz und Möglichkeiten annehmen

Zum Abschluss dieser gemeinsamen Reise möchte ich meine tiefste Wertschätzung dafür zum Ausdruck bringen, dass ich mich mit mir auf die Erforschung der Parkinson-Krankheit begeben habe. Dieses Buch war eine Herzensangelegenheit, ein Zeugnis der Stärke, Belastbarkeit und des grenzenlosen Potenzials, die in jedem Menschen stecken, der sich den Herausforderungen der Parkinson-Krankheit stellt.

Auf diesen Seiten haben wir eine Landschaft des Verstehens, des Zerstreuens von Mythen und der Annahme eines umfassenden Ansatzes für das Wohlbefinden durchquert. Es ist nicht nur ein Buch; Es ist ein Gespräch über das Leben jenseits der Erschütterungen, über das Finden unerwarteter Werkzeuge und über das Gedeihen trotz der Herausforderungen, die die Parkinson-Krankheit mit sich bringen kann.

Wenn Sie diese Seiten schließen, ermutige ich Sie, den Geist der Ermächtigung, das gewonnene Wissen und die Geschichten der Widerstandsfähigkeit weiterzutragen. Denken Sie daran, dass Sie auf dieser Reise nicht allein sind. Die Parkinson-Gemeinschaft ist ein Geflecht aus gemeinsamen Erfahrungen, Unterstützung und kollektiver Stärke.

Angesichts der Parkinson-Krankheit sehen wir nicht nur eine Diagnose, sondern auch eine Chance – eine Chance, neu zu definieren, was es bedeutet, ein erfülltes Leben zu führen. Es geht darum, realistische Ziele zu setzen, Siege zu feiern und sich mit Anmut anzupassen. Sie sind nicht durch Parkinson definiert; Sie zeichnen sich durch Ihre Belastbarkeit, Ihren Mut und Ihre Fähigkeit aus, den Weg nach vorne zu beschreiten.

Wenn Sie die Seiten dieses Buches hinter sich lassen, wissen Sie, dass die Reise weitergeht. Bleiben Sie mit Ihrem Gesundheitsteam in Kontakt, vernetzen Sie sich mit der Parkinson-Gemeinschaft und setzen Sie sich für Ihr Wohlbefinden ein. Die unerwarteten Werkzeuge, die Sie entdeckt haben, liegen jetzt in Ihren Händen und sind bereit, eine Zukunft voller Widerstandsfähigkeit und Möglichkeiten zu gestalten.

Vielen Dank, dass Sie mich an Ihrer Reise teilhaben lassen. Mögen die kommenden Kapitel voller Hoffnung, Kraft und dem unerschütterlichen Glauben an das Potenzial für ein erfülltes Leben mit Parkinson sein.

Weiter,

Linda J. Scott.